Bachmann / Kofler-Bettschart

# Säure-Basen-Therapie: So hilft sie mir bei Leber- und Gallenbeschwerden

Dr. med. Robert M. Bachmann
Dr. Birgit Kofler-Bettschart

# Säure-Basen-Therapie: So hilft sie mir bei Leber- und Gallenbeschwerden

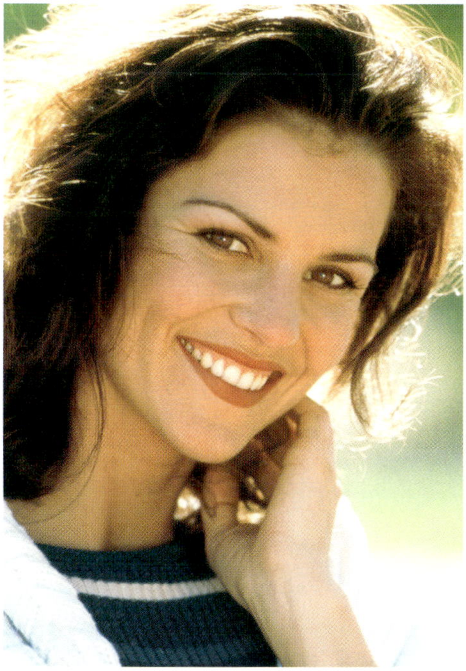

Die optimale Ernährung im Alltag – die besten Rezepte zum Ausprobieren

TRIAS

Bibliografische Information
der Deutschen Bibliothek
Die Deutsche Bibliothek verzeichnet diese Publikation in der Deutschen Nationalbibliografie; detaillierte bibliografische Daten sind im Internet über http://dnb.ddb.de abrufbar

Umschlaggestaltung und Layout:
Cyclus · Visuelle Kommunikation,
Stuttgart,
unter Verwendung eines Photos von
ZEFA (vorn) und Mauritius (hinten)

Programmplanung: Uta Spieldiener
Lektorat: Con:text, Thomas Kopal

Bildnachweis: S. 43, 46, 47, 48, 50, 51, 52 S. Norbert Reismann, S. 43, 45, 88, 91, 93, 95, 96, 98, 107, 108, 109, 11, 114, 116, 122 Fridhelm Volk; MEV, Augsburg; creativ coll.; photoDisc, Inc. Seattle; Corel Stock Library



Satz: Cyclus · Media Produktion,
Stuttgart
Druck: Westermann Druck Zwickau
GmbH

Gedruckt auf chlorfrei
gebleichtem Papier

ISBN 3-8304-3132-5

**Wichtiger Hinweis:**
Wie jede Wissenschaft ist die Medizin ständigen Entwicklungen unterworfen, Forschung und klinische Erfahrung erweitern unsere Erkenntnisse, insbesondere was Behandlung und medikamentöse Therapie anbelangt. Soweit in diesem Werk eine Dosierung oder eine Applikation erwähnt wird, darf der Leser zwar darauf vertrauen, dass Autoren, Herausgeber und Verlag große Sorgfalt darauf verwandt haben, dass diese Angabe dem **Wissensstand bei Fertigstellung des Werkes** entspricht.
Für Angaben, Dosierungsanweisungen und Applikationsformen kann vom Verlag jedoch keine Gewähr übernommen werden. **Jeder Benutzer ist angehalten,** durch sorgfältige Prüfung der Beipackzettel der verwendeten Präparate und unter Umständen nach Konsultation eines Spezialisten festzustellen, ob die dort gegebene Empfehlung für Dosierungen oder die Beachtung von Kontraindikationen gegenüber der Angabe in diesem Buch abweicht. Eine solche Prüfung ist besonders wichtig bei selten verwendeten Präparaten oder solchen, die neu auf den Markt gebracht worden sind. **Jede Dosierung oder Anwendung erfolgt auf eigene Gefahr des Benutzers.** Autoren und Verlag appellieren an jeden Benutzer, ihm etwa auffallende Ungenauigkeiten dem Verlag mitzuteilen.

INHALT



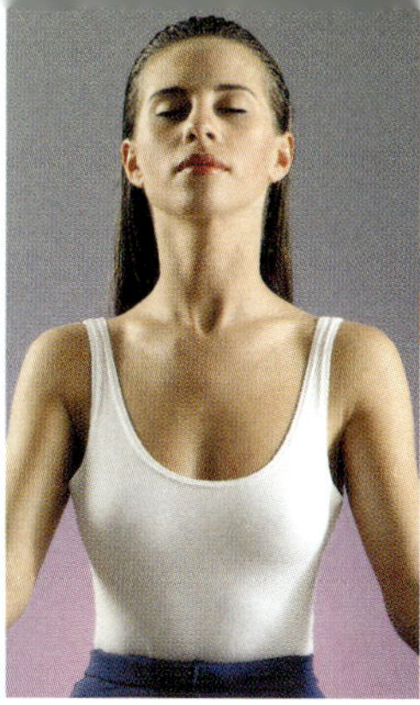

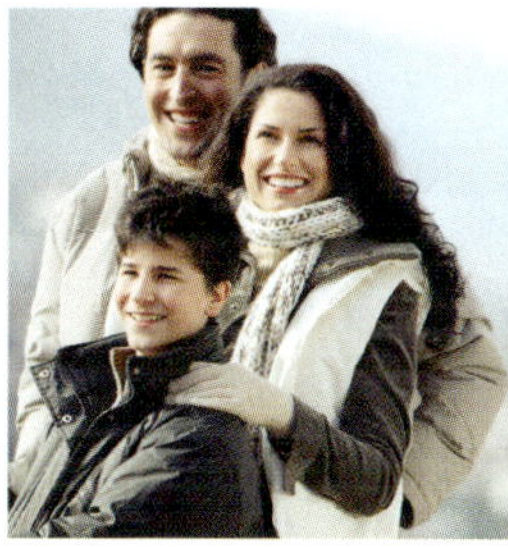

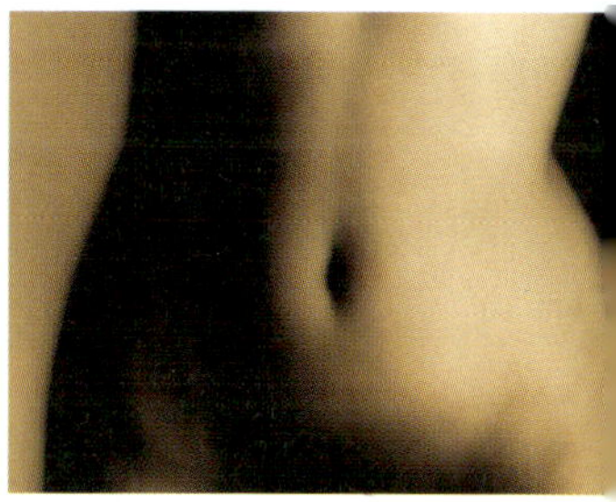

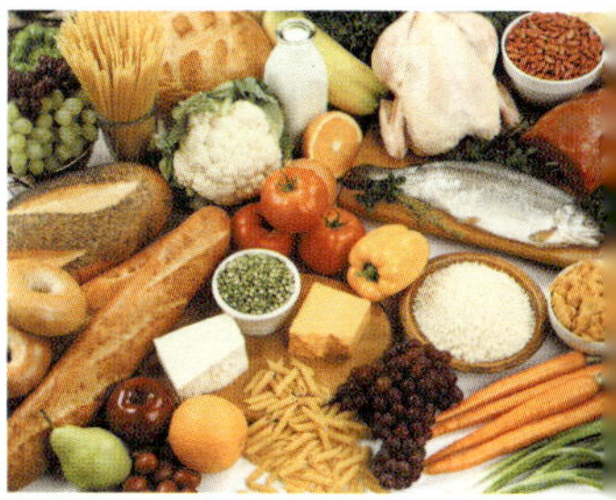

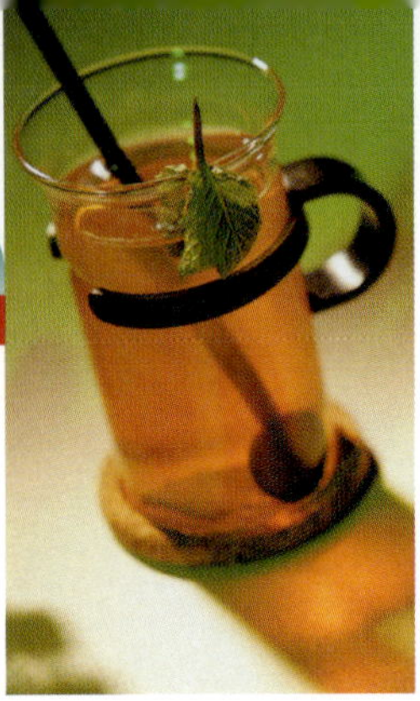

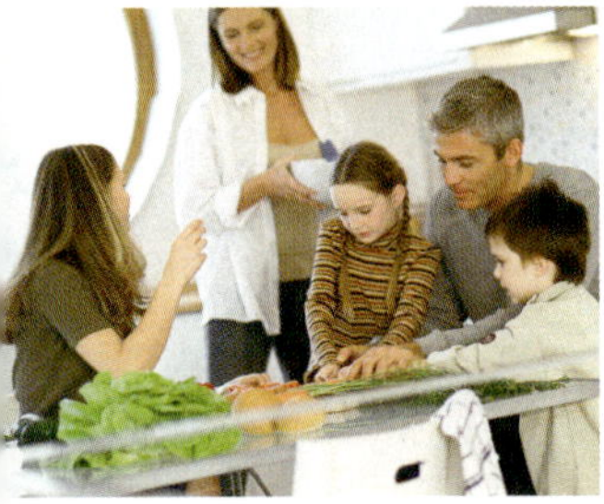

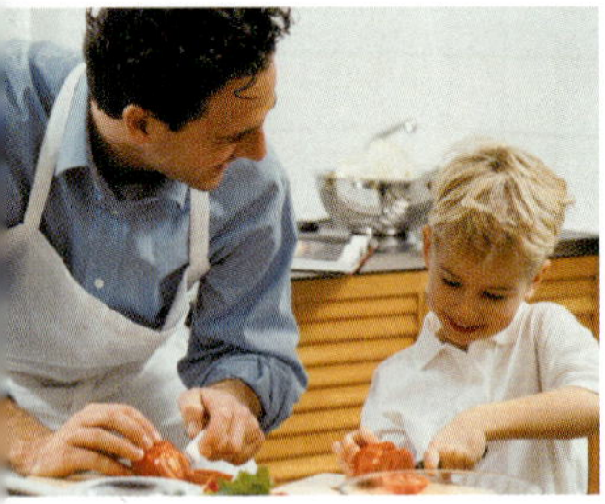

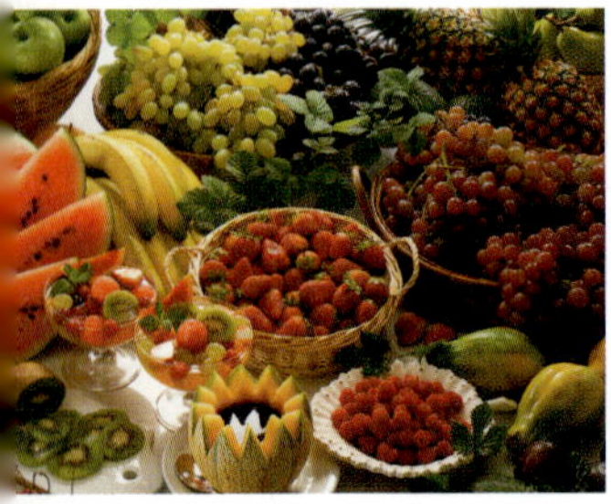

INHALT

# Zu diesem Buch

Zahlreiche chronische Beschwerden lassen sich durch eine ausgewogene Ernährung nach dem Prinzip der Säure-Basen-Balance deutlich bessern. Das Wissen über diese Zusammenhänge – vor einigen Jahren noch kleinen Zirkeln von „Eingeweihten" vorbehalten – gewinnt zunehmend an Bekanntheit.

Immer mehr Menschen haben inzwischen während einer Kur oder in der Therapie bei naturheilkundlich orientierten Ärztinnen und Ärzten die Erfahrung gemacht, dass ihre Beschwerden durch die praktische Umsetzung des Konzepts der Säure-Basen-Balance deutlich besser werden oder sogar ganz verschwinden. Entscheidend dabei ist es, das Konzept und die Ernährungsrichtlinien der Säure-Basen-Balance in den ganz normalen Alltag integrieren zu können: durch einfach nachzukochende Rezepte für jeden Tag, die das Leben nach der Säure-Basen-Balance attraktiver machen als bloße Nahrungsmitteltabellen; aber auch durch Tipps für das Adaptieren eigener Rezepte und die Verpflegung unterwegs, im Restaurant oder der Kantine.

**Hier werden Sie fündig:**
**Wenn Sie auf der Suche nach einer wirksamen Unterstützung Ihrer derzeitigen Therapie sind und auch dann, wenn Sie Ihre Leber- und Gallenprobleme schon mithilfe der Säure-Basen-Balance erfolgreich behandeln und nun Tipps und attraktive Rezepte für die tägliche Ernährung suchen.**

Diesen Bedürfnissen soll dieses Buch gerecht werden. Es beschreibt, wie man eine Übersäuerung feststellt und geht auf die Ursprünge der Beschwerden und auf das Konzept des ausgewogenen Säure-Basen-Haushaltes ein – speziell bei Problemen mit Leber und Galle. Das Buch gibt hilfreiche Tipps für die Ernährungsumstellung und liefert praktische Hinweise und schmackhafte, leicht nachzukochende Rezepte für eine Ernährung nach der Säure-Basen-Balance.

Viel Spaß beim Lesen und Umsetzen wünschen Ihnen

Dr. med. Robert M. Bachmann
Dr. Birgit Kofler-Bettschart

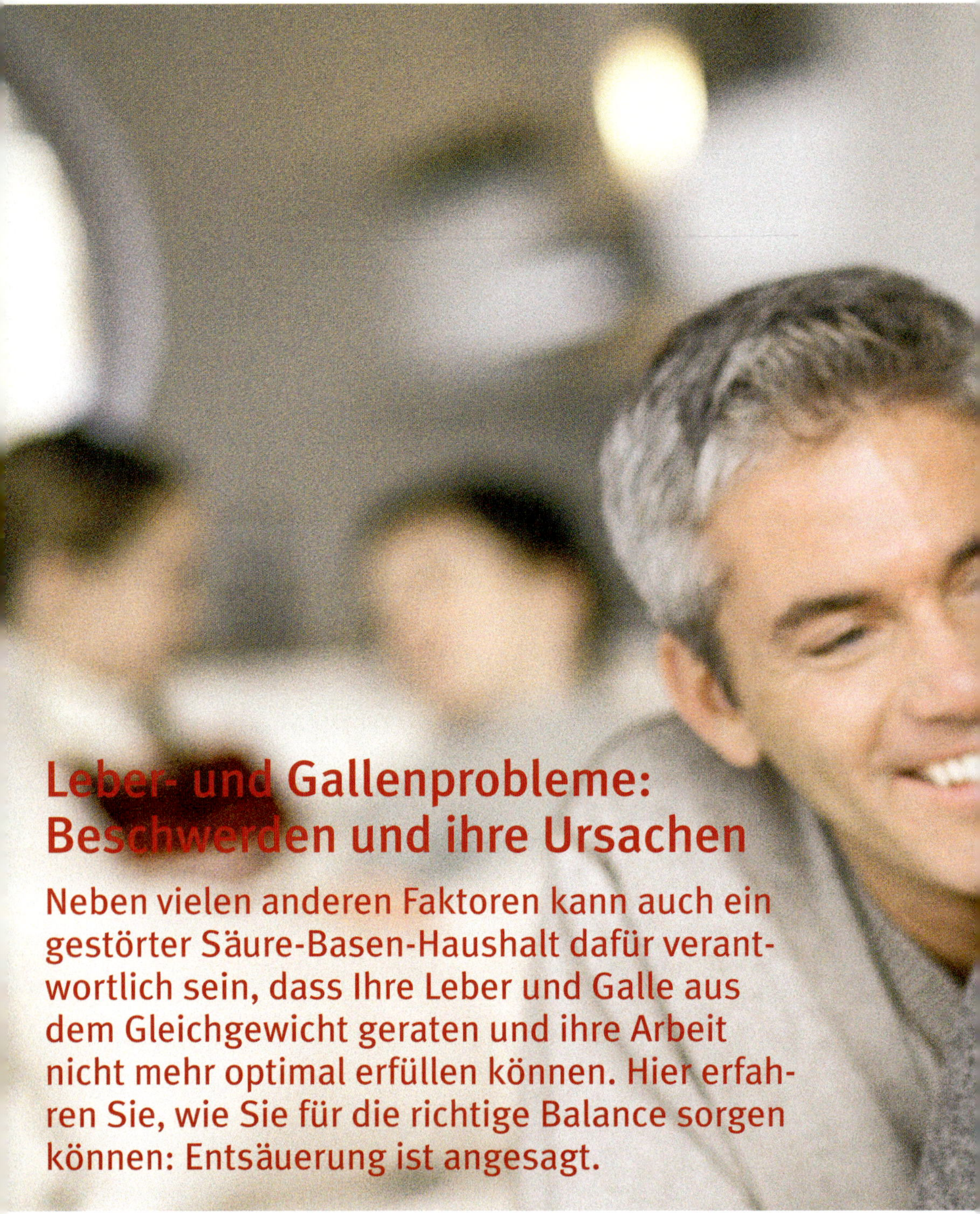

# Leber- und Gallenprobleme: Beschwerden und ihre Ursachen

Neben vielen anderen Faktoren kann auch ein gestörter Säure-Basen-Haushalt dafür verantwortlich sein, dass Ihre Leber und Galle aus dem Gleichgewicht geraten und ihre Arbeit nicht mehr optimal erfüllen können. Hier erfahren Sie, wie Sie für die richtige Balance sorgen können: Entsäuerung ist angesagt.

# URSACHEN

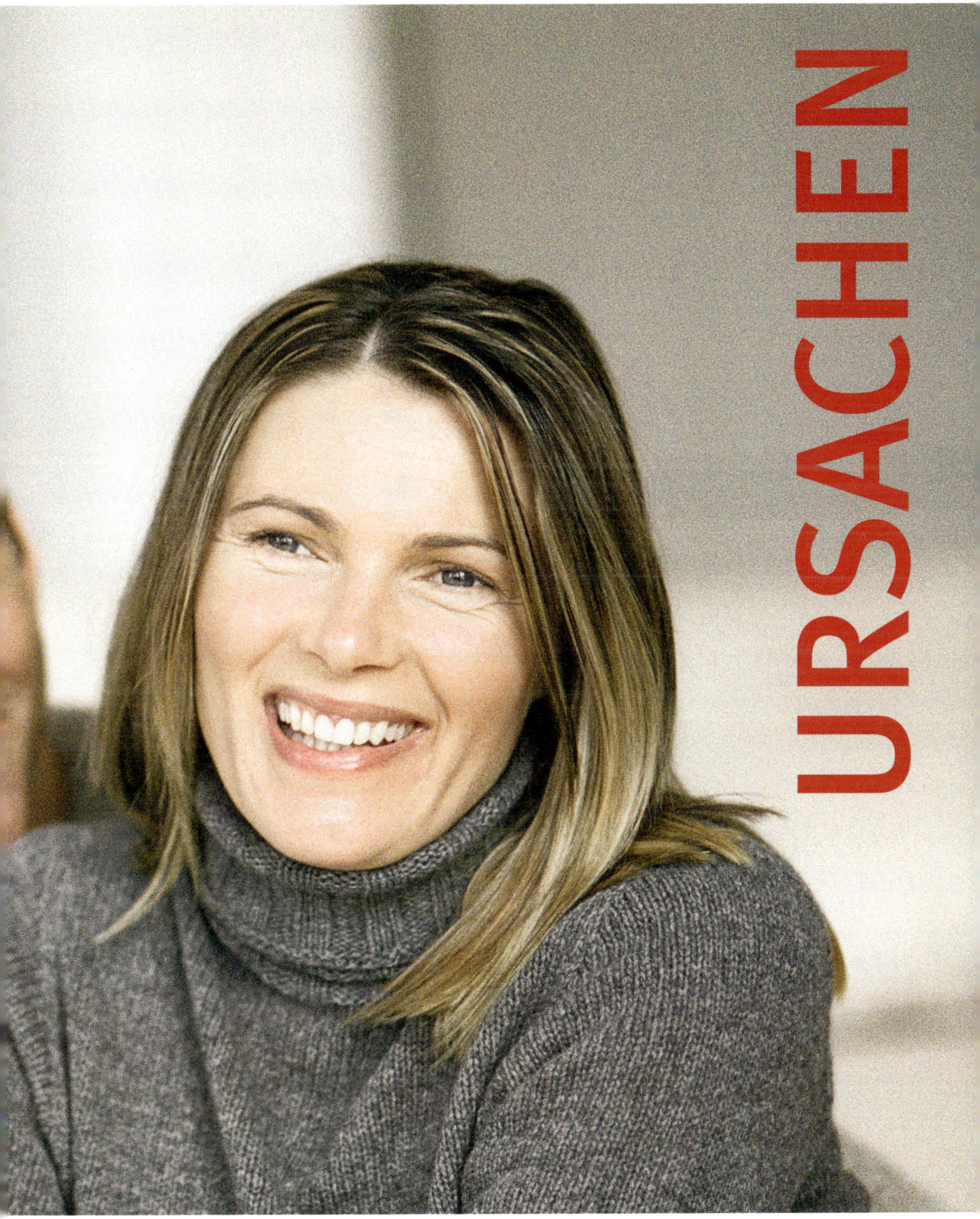

# Die Leber: ein Organ mit vielen Aufgaben

**WICHTIG**

Achtung Lebensstil

Die Leber spielt in unserem Stoffwechsel eine zentrale Rolle. Durch einen ungünstigen Lebensstil wird sie jedoch sehr überlastet. Erkrankungen der Leber wie etwa Fettleber, Leberfibrose, Leberzirrhose, Hepatitis A, Hepatitis B oder Hepatitis C zählen heute, neben Herz-Kreislauferkrankungen, zu den wichtigsten so genannten Zivilisationskrankheiten.

**Alle Stoffwechselprozesse brauchen ein Milieu, in dem das Verhältnis zwischen Säuren und Basen ausgewogen ist, um optimal ablaufen zu können. Eine Säure-Basen-Balance unterstützt auch die Leber bei wichtigen Aufgaben.**

Mehr als 500 verschiedene Aufgaben hat die Leber zu erfüllen und zudem hat sie auch noch eine doppelte Funktion: Als Verdauungsdrüse sondert sie die Gallenflüssigkeit ab, als verarbeitendes Stoffwechselorgan ist sie eng mit dem Blutkreislauf verbunden.

Viele Stoffwechselprozesse können nur in der Leber ablaufen, da nur sie über die spezifischen Enzyme verfügt, die dafür benötigt werden. Eiweiße aus der Nahrung werden im Darm und in der Leber in ihre Bausteine, die Aminosäuren, abgebaut und dann auch in der Leber zu körpereigenen Eiweißen umgebaut. Bei diesem Abbauprozess entsteht ein starkes Zellgift – Ammoniak, das rasch und effektiv wieder entgiftet werden muss. Kein Problem für eine gesunde Leber.

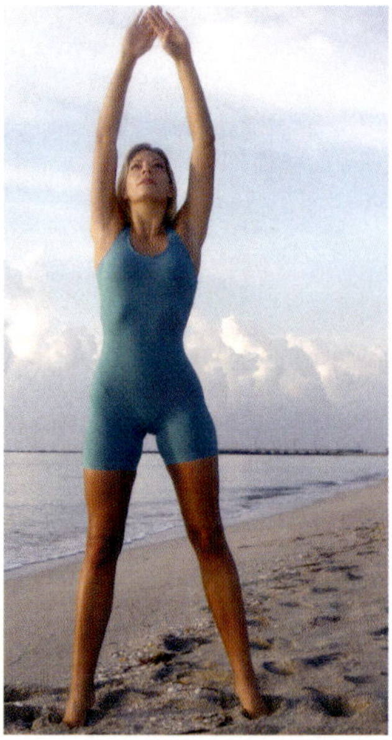

## Entgiftungszentrale

Die Leber hat unter anderem die Aufgabe, Stoffe, die für unseren Körper unnötig sind, ihn belasten oder gar schädigen unschädlich zu machen, also den Organismus zu entgiften. Die schädlichen Stoffe werden von der Leber aufgenommen und durch Umwandlungsvorgänge entweder ausgeschaltet oder in Substanzen umgewandelt, die der Körper ausscheiden kann.

Zusammen mit der Galle werden viele Abbauprodukte unseres Stoffwechsels in den Darm abgegeben und dann zusammen mit dem Stuhl ausgeschieden. Zahlreiche fettlösliche Stoffe werden in der Leber so umgewandelt, dass sie in Wasser löslich werden und so mit dem Urin den Körper verlassen können.

Die wichtigste Entgiftungsfunktion leistet die Leber beim Ammoniak. Im Verlauf des so genannten Harnstoffzyklus wird das Ammoniak mithilfe von Aminosäuren in den ungiftigen Harnstoff umgewandelt, der über die Niere mit dem Urin ausgeschieden wird.

**Vor allem das Gehirn reagiert sehr sensibel auf hohe Konzentrationen an Ammoniak, die zu einem Koma oder sogar zum Tod führen können.**

## Energiespender

Die Kohlenhydrate werden zum größten Teil im Darm in ihre Bestandteile, die Glukose, zerlegt und gelangen dann in die Leber. Vom Körper nicht benötigte Glukose speichert die Leber in Form von Glykogen, das jedoch wieder in Glukose zurückverwandelt und über die Blutbahn dem Körper zur Verfügung gestellt wird, wenn dieser Energie benötigt. Auf diese Weise kann die Leber – in Zusammenarbeit mit Insulin und Glykagon aus der Bauchspeicheldrüse – den Blutzuckerspiegel relativ konstant halten.

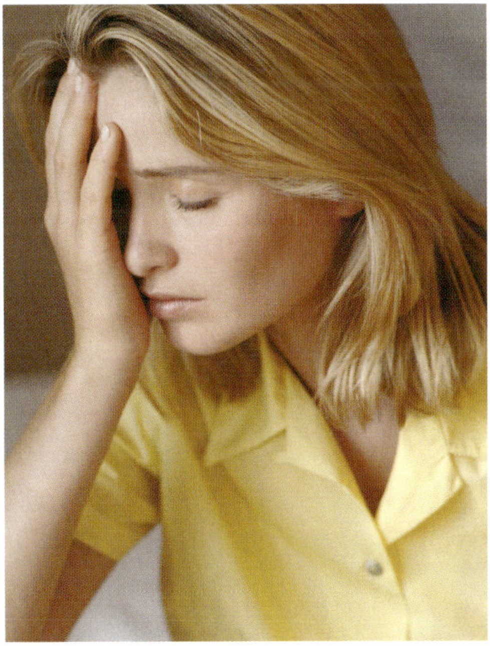

## Blutkontrolle

Als Kontrollorgan ist die Leber auch daran beteiligt, eine normale Blutzusammensetzung zu gewährleisten. Das ist unter anderem notwendig, damit die Hirnfunktion ungestört ablaufen kann. Eine Erkrankung der Leber kann nämlich durch Veränderungen der Blutzu-

**WICHTIG**

Weil die Leber so viele wichtige Funktionen im Stoffwechsel wahrnimmt, kann sich eine eingeschränkte Leberfunktion durch viele unterschiedliche Beschwerden äußern. Anzeichen einer Leber-Gallen-Funktionsstörung können sein: rasche Ermüdbarkeit, Appetitlosigkeit, Migräne, Blähungen, Übelkeit, Verstimmungszustände.

Neben Gallensäuren enthält die Galle Cholesterin, Gallenfarbstoff, Schleimsubstanzen und Mineralstoffe. Gallensäuren dienen im Darm dazu, die mit der Nahrung aufgenommenen Fette zu verdauen.

sammensetzung zu Beeinträchtigungen der Hirnfunktionen, zu psychischen und geistigen Ausfallserscheinungen und sogar zu Verhaltenstörungen führen.

## Fettabbau

Eine besonders wichtige Rolle nehmen Leber und Galle auch bei der Fettverdauung ein. Die von der Leber gebildete Gallenflüssigkeit wird in der Gallenblase eingedickt und kann dort zeitweilig gespeichert werden. Außerdem scheidet die Leber mit der Gallenflüssigkeit zahlreiche Schlacken aus, zum Beispiel den gelben Gallenfarbstoff Bilirubin. Wird dieser bei einer Leberentzündung nicht ausgeschieden, sondern sammelt sich im Körper an, entsteht die so genannte Gelbsucht, ein deutliches Anzeichen für eine Leberschädigung.

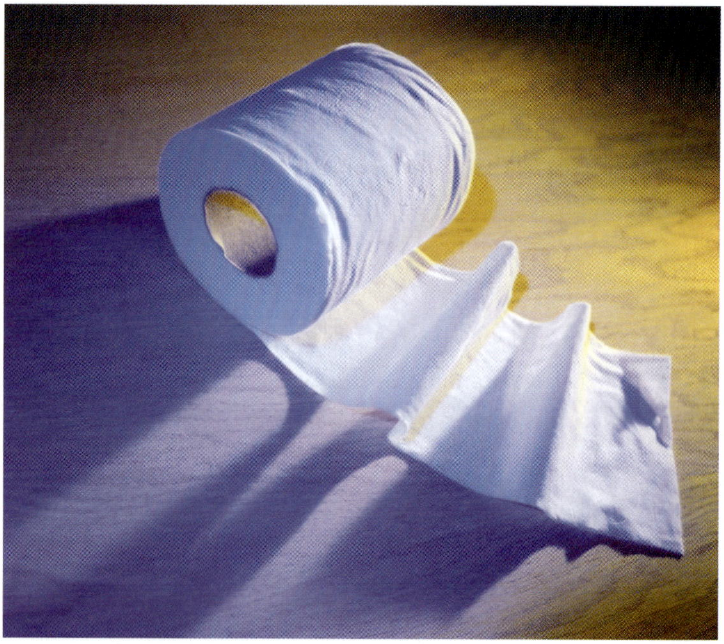

## Selten Schmerzen

ACHTUNG !

**Unsere Leber ist widerstandsfähig und robust – das birgt leider einen großen Nachteil: Auch wenn sie gesundheitlich bereits mehr oder weniger in Mitleidenschaft gezogen ist, spürt man keine Schmerzen. Auffällige Krankheitszeichen und Beschwerden, die Betroffene warnen könnten und sie dazu veranlassen, einen Arzt aufzusuchen, fehlen oft lange.**

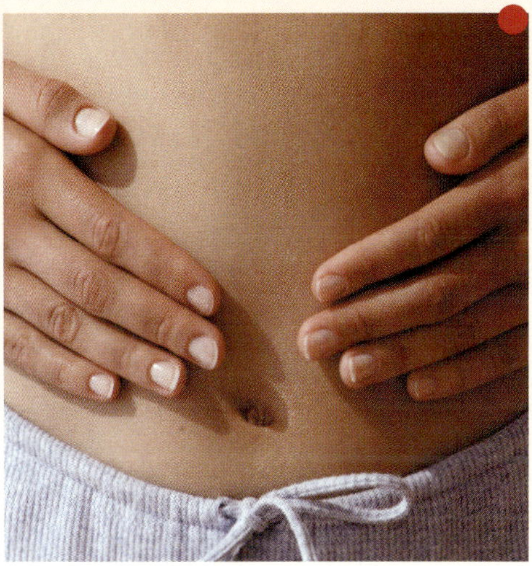

Allgemeine Beschwerden sind zunächst meist sehr unklar und sagen relativ wenig über die möglichen Ursachen aus: Müdigkeit, Angespanntheit, Konzentrationsschwäche und Antriebslosigkeit. Auch Verdauungsbeschwerden, chronischer Juckreiz oder häufiges Nasenbluten gelten oft als „Alltagsbeschwerden", die man nicht wirklich ernst nimmt. Sie können allerdings Anzeichen einer Leberkrankheit sein.

Später kommen vermehrtes Schwitzen, dunkler Urin, heller Stuhl, Gelenk- und Muskelschmerzen, häufige Blähungen und Lebensmittelunverträglichkeit dazu. Hinweise auf eine Lebererkrankung finden sich oft erst im Zuge anderer Untersuchungen, vor allem dann, wenn bei einer Blutuntersuchung die so genannten Leberenzyme in erhöhter Konzentration entdeckt werden.

## Woher kommen Leberbeschwerden?

Hinweise auf eine Lebererkrankung sind zunächst meist unklar und verweisen nur selten auf die Ursachen. Wir nehmen sie als „Alltagsbeschwerden" meist nicht richtig ernst.

Obwohl dem Alkohol nach wie vor eine wichtige Rolle bei der Entstehung von Lebererkrankungen zukommt, darf man keineswegs alle Lebererkrankungen mit Alkoholmissbrauch in Verbindung bringen. Neben zahlreichen anderen Substanzen, wie Medikamente oder Umweltgifte, können auch Hepatitisviren akute und chronische Lebererkrankungen bis hin zur Leberzirrhose und zum Leberkrebs verursachen. Immer häufiger werden auch so genannte Autoimmunerkrankungen der Leber und der Gallenwege beobachtet,

**ALKOHOL**

Maximal 10 g Alkohol täglich bei Frauen und 20 g bei Männern gelten allgemein als gesundheitlich unbedenklich. 10 g enthält etwa ein Glas Bier à 0,3, in 1/4 Liter Wein finden sich an die 20 g Alkohol.

also Krankheiten, die durch eine körpereigene Fehlfunktion des Immunsystems ausgelöst werden.

Wie bei anderen weit verbreiteten Beschwerden, kommt unserem Lebensstil auch bei vielen Leberproblemen eine wichtige Rolle zu: Übermäßige Ernährung, starke Belastung durch Umweltgifte und hoher Medikamentenverbrauch belasten unsere Leber zunehmend. Dazu gesellen sich auch immer mehr Infektionsrisiken durch Fernreisen.

**Die Ernährung hat einen wichtigen Einfluss auf die Entstehung einer so genannten Fettleber. Die gängige Ernährung mit viel tierischem Eiweiß, Fett und häufig zu wenig Obst und Gemüse ist mit dafür verantwortlich, dass unser Organismus übersäuert. Dabei wird auch die Leberfunktion gestört.**

So vielfältig wie die Leberfunktionen, so vielfältig sind auch die möglichen Erkrankungen: Aufgrund der mannigfaltigen Aufgaben, die die Leber für den gesamten Organismus übernimmt, treten bei fortgeschrittener Krankheit viele Beschwerden auf, wie Hormonstörungen, Verdauungsstörungen, Stoffwechselstörungen, Kreislaufkomplikationen und vieles mehr. Lebensgefährliche Folgen sind Vergiftungen des Gehirns, die Bauchwassersucht und Leberkrebs.

## Fettleber

Eine der häufigsten Erkrankungen der Leber ist eine kontinuierliche Fettbelastung, die schließlich zur so genannten Fettleber führen kann. Die häufigsten Ursachen hierfür sind eine Überforderung der Leberfunktion durch zu viel Alkohol, übermäßige, fettreiche Ernährung und Diabetes. Sie alle führen zu einer vermehrten Bildung von Fettsäuren, die dann in den Leberzellen abgelagert werden. Aber auch bestimmte Medikamente und Gifte, wie zum Beispiel Pilzgifte, können die Bildung einer Fettleber fördern.

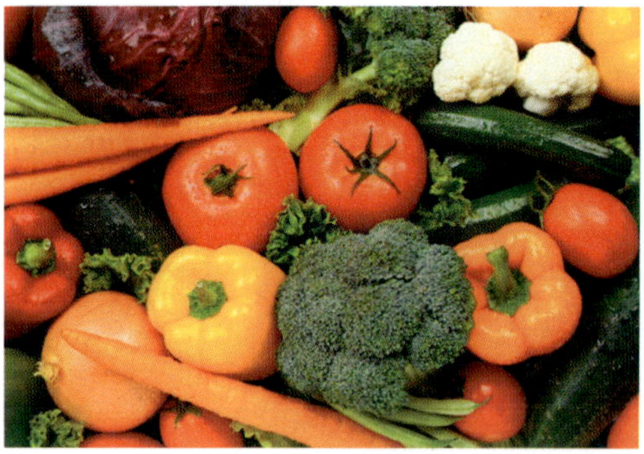

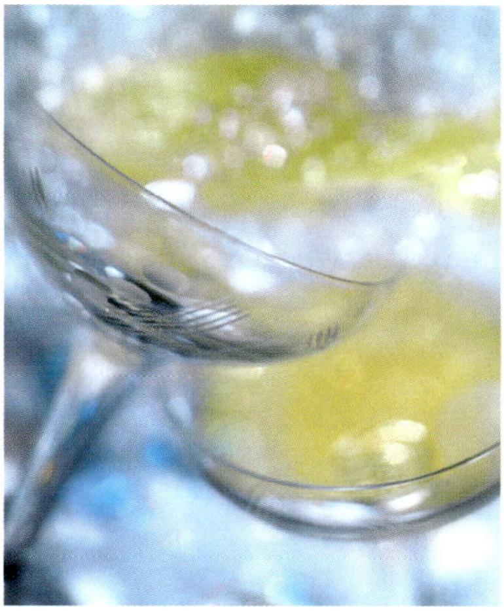

Die Fettleber kann lange Zeit unbemerkt bleiben. Sie verursacht keine direkten Schmerzen außer einem Druckgefühl im Oberbauch. Als Folge der Fettleber können folgende Symptome auftreten: Ermüdung, Appetitverlust, Völlegefühl und Blähungen. Aus einer Fettleber können sich Leberentzündungen und Leberzirrhosen entwickeln.

**Wichtig**

Eine Fettleber kann sich wieder vollständig zurück entwickeln. Wichtig ist der völlige Verzicht auf Alkohol und eine geeignete Ernährung. Auch eine Unterstützung der Leber mit geeigneten Medikamenten kann nötig sein.

## Alkohol-Hepatitis

Die Alkohol-Hepatitis ist eine Folge der giftigen Wirkung des Alkohols auf die Leber, in der er abgebaut wird. Die Leber kann in einer bestimmten Zeit nur eine begrenzte Menge an Alkohol abbauen. Wird sie von dessen Entgiftung stark beansprucht, können die normalen Stoffwechselvorgänge der Leber unterbrochen werden, es kommt zu einem chemischen Ungleichgewicht. Die Leberzellen können geschädigt werden, Fetteinlagerungen, Leberentzündungen oder auch eine Zirrhose die Folge sein. Bei geringfügigen Leberschäden kann die Alkohol-Hepatitis wieder ausheilen. Vorausgesetzt, man verzichtet völlig auf Alkohol.

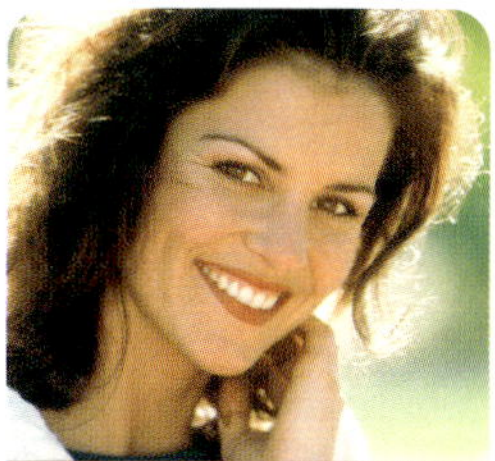

**Das Hilft!**

**Bei Alkohol-Hepatitis ist vollständiger Verzicht auf Alkohol angesagt. Nur so kann sich die Leber wieder erholen.**

## Leberzirrhose

Eine chronische Erkrankung der Leber, von der das gesamte Organ betroffen ist, wird Leberzirrhose genannt. Es sterben dabei Leberzellen ab, die irreparabel geschädigt sind. Die Leber schrumpft und ihre Oberfläche wird runzelig und knotig. Die Leberzirrhose kann sich über einen längeren Zeitraum aus anderen Lebererkrankungen wie Alkohol-Hepatitis oder Virus-Hepatitis entwickeln. Auch autoimmune Hepatitis, angeborene Erkrankungen des Eisen-, Kupfer- oder Fettstoffwechsels oder schwere langjährige Herzschwäche können zur Leberzirrhose führen.

**WICHTIG**

Warnzeichen der Leberzirrhose sind: Abgeschlagenheit, Müdigkeit, Appetitlosigkeit, Nachlassen der Leistungsfähigkeit.

## Hepatitis

Umgangssprachlich wird die Leberentzündung oder Hepatitis auch Gelbsucht genannt. Diese typische dunkelgelbe bis bräunliche Verfärbung der Haut und der Augen ist jedoch nur bei etwa 40 Prozent der Hepatitis-Kranken zu bemerken. Die weiteren Beschwerden bei einer Hepatitis ähneln zu Beginn einer Grippe – erste Anzeichen können auch Druckschmerzen unter dem rechten Rippenbogen sein.

Häufigste Ursache einer Hepatitis sind Infektionen mit Viren, von denen bisher die Typen A, B, C, D und E bestimmt wurden. Hepatitis A, die so genannte „Reisehepatitis", kommt am häufigsten vor und wird, vor allem in Ländern mit schlechten hygienischen Bedingungen, meist durch Wasser oder Nahrungsmittel übertragen. Während sie nie chronisch wird, gehen Hepatitis B und C hingegen oft in ein chronisches Stadium über und können innerhalb 15 bis 20 Jahren zu einer Leberzirrhose führen.

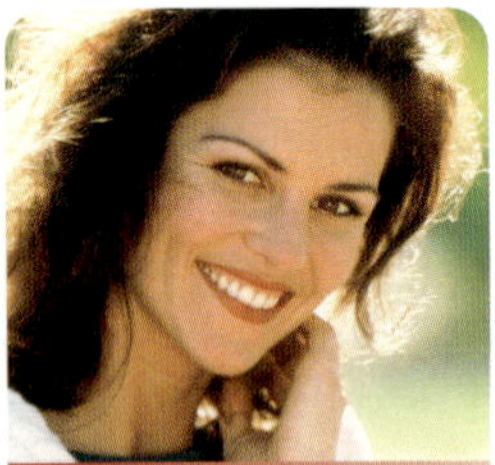

**DAS HILFT!**

**Auch bei Hepatitis kann Ihnen die Säure-Basen-Therapie unterstützend helfen. Mehr dazu ab Seite 38.**

Hepatitis B wird häufig durch Geschlechtsverkehr oder medizinische Eingriffe übertragen. Schon kleinste Hautverletzungen genügen, um die Viren beispielsweise über den Blutweg eindringen zu lassen. Auch bei der Hepatitis C ist der Übertragungsweg der Blut-zu-Blut-Kontakt.

## Gallensteine

Gallensteine werden durch Stoffwechselstörungen in der Leber verursacht, die dazu führen können, dass sich in der Galle aus

## So schützen Sie sich — Achtung!

**So können Sie sich vor chronischen Lebererkrankungen schützen:**

- Schutzimpfung gegen Hepatitis A und B
- Alkohol meiden
- Übergewicht durch Ernährung und Bewegung reduzieren
- Blutfette kontrollieren und bei Erhöhung senken
- Bei regelmäßiger Medikamenteneinnahme prüfen lassen, ob sie keine Leberschäden hervorrufen.

Cholesterin oder Kalzium Steine bilden. Ihre Größe kann von der eines Sandkornes, dem Gallengrieß, bis hin zu der von Kieselsteinen reichen. Oft treten über längere Zeit gar keine Beschwerden, nur gelegentliche Übelkeit, oder nicht näher bestimmbare Schmerzen – meist nach dem Essen – im Oberbauch auf. Werden die Gallengänge jedoch verlegt, d.h. verschlossen, kommt es zu einer Kolik mit heftigen, teilweise kaum erträglichen Krämpfen, Erbrechen, Schwindel und oft auch Fieber. Die entscheidenden Risikofaktoren für Gallensteine sind: falsche Ernährung, Übergewicht, Stoffwechselstörungen der Leber, die Einnahme von Östrogenen und eine Schwangerschaft.

**Die Stoffwechselstörungen, die zu Gallensteinen führen, werden durch eine Störung der Säure-Basen-Balance gefördert. Ab Seite 38 erfahren Sie, wie Sie Ihren Organismus optimal entsäuern können.**

## Vorsicht bei Gallensteinen — Achtung!

- Das Gallensteinrisiko ist bei Übergewicht, nach extrem raschen Abmagerungskuren oder bei familiärer Belastung erhöht.
- Vermeiden Sie schwere Fette und herausgebackene Speisen.
- Suchen Sie sofort ärztliche Hilfe, wenn Sie während einer Attacke Fieber oder eine Gelbfärbung der Augen oder der Haut bemerken. Das ist ein Notfall und sollte entsprechend behandelt werden.

# Leber- und Gallenprobleme: So diagnostiziert und behandelt sie die Schulmedizin

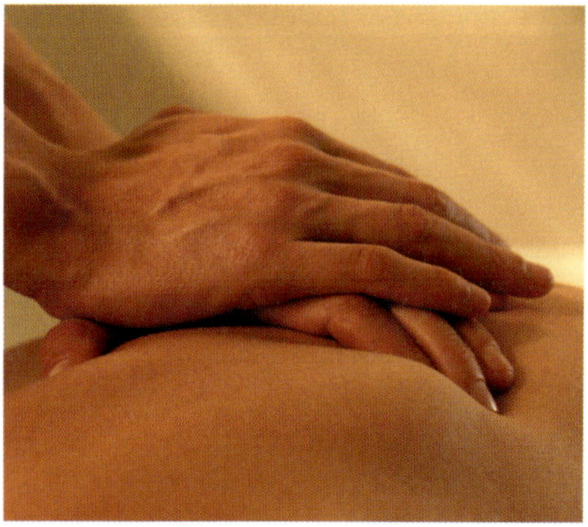

Die Ärztin oder der Arzt können bei der Untersuchung des Patienten durch Abtasten und Beklopfen der Bauchdecke die ungefähre Größe und Beschaffenheit der Leber feststellen. Die Größe der Leber gibt deshalb wichtige Hinweise auf eine mögliche Erkrankung, weil sich vor allem bei Leberentzündungen, aber auch bei der so genannten Fettleber dieses Organ üblicherweise vergrößert, was auch zu Schmerzen unter dem rechten Rippenbogen führen kann.

Auch die Haut, Augen und der Mund werden genau betrachtet, liefern sie doch wichtige Hinweise auf eine Lebererkrankung. So kommt es beispielsweise bei der Gelbsucht zu einer Gelbfärbung der Haut und der Bindehaut des Auges. Die Ursache für diese Gelbfärbung ist das erhöhte Vorkommen von Bilirubin im Blut – ein wesentlicher Bestandteil der Galle, der auch als Gallenfarbstoff bezeichnet wird. In der Leber wird das Bilirubin an eine Säure gebunden und wird in dieser Form in den Darm abgegeben. Sind die Funktionen von Leber und Galle gestört, kann das Bilirubin nicht mehr über den Darm vollständig abgebaut werden und gelangt ins Blut.

**WICHTIG**

Schmerzen unter dem rechten Rippenbogen können auf eine Lebererkrankung hindeuten.

Eine genauere Beurteilung, wie es um Ihre Leber und Galle bestellt ist, ermöglichen auch eine Ultraschalluntersuchung, seltener eine Computertomographie oder eine Kernspintomographie. Für die Ultraschalluntersuchung der Leber stehen inzwischen hochauflösende Geräte zur Verfügung. Mittels dieser so genannten Sonogra-

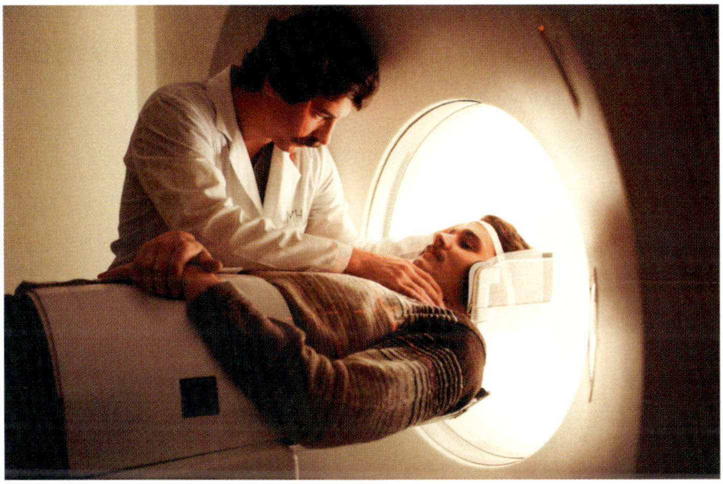

**WICHTIG**

Ein untrügliches Zeichen für eine Lebererkrankung ist die Gelbfärbung der Haut und der Bindehaut des Auges.

phie können Größe, Kontur und Struktur der Leber erfasst werden. Nur wenn der Ultraschall keine klaren Befunde liefern kann, setzt man die speziellen Aufnahmetechniken der Computer- oder Kernspintomographie ein.

**WICHTIG**

Wer eine wirklich genaue Säure-Basen-Diagnostik haben möchte, sollte sich an eine Ärztin oder einen Arzt wenden, die mit der Säure-Basen-Therapie vertraut sind.

Die Stoffwechselleistungen der Leber können durch eine Blutentnahme und die Bestimmung verschiedener Messwerte im Blut überprüft werden. Dabei werden vor allem die so genannten Transaminasen analysiert: GOT (Glutamat-Oxalazetat-Transaminase) und GPT (Glutamat Pyruvat-Transaminase). Diese sind auch bei gesunden Menschen aufgrund des natürlichen Zugrundegehens von Leberzellen in geringer Konzentration nachweisbar. Liegt jedoch eine Schädigung der Leberzellen vor, gelangt eine erhöhte Konzentration dieser Leberenzyme ins Blut. Erhöhte Werte findet man zum Beispiel bei akuter und chronischer Virushepatitis, bei Leberzirrhose, Lebertumoren und -metastasen, bei Erkrankungen der Gallenwege, Herzinfarkt und Lungenembolie.

Die so genannte Gamma-GT (Glutamat-Transferase) ist ein wichtiges Enzym im Eiweißstoffwechsel, das auch bei einer ganzen Reihe von Leber- und Gallenwegserkrankungen äußerst empfindlich rea-

## INFO – NICHT ABSCHRECKEN LASSEN!

**Manche Schulmediziner sehen zwischen Leberproblemen und einem gestörten Säure-Basen-Haushalt keinen Zusammenhang. Im Gegenteil, wenn Sie einen streng an Laborwerten orientierten Arzt konsultieren, könnte es sogar sein, dass er Sie belächelt, wenn Sie Ihre gestörte Säure-Basen-Balance ansprechen.**

Der Körper sei, meinen solche Skeptiker, durchaus in der Lage, der Übersäuerung selbst vorzubeugen und verfüge über so genannte „Puffersysteme“, die dafür sorgen, dass die notwendige Balance zwischen Säuren und Basen im Blut immer konstant bleibt. Das stimmt – doch von einer Übersäuerung des Blutes ist in der Säure-Basen-Therapie auch nicht die Rede.

Eine Übersäuerung im Blut ist tatsächlich in höchstem Maß unwahrscheinlich. Ganz anders sieht das aber in Organen und im Gewebe aus: Sie können schleichend übersäuern. Auch wenn die Blutwerte nicht krankhaft im Sinne einer Übersäuerung verändert sind, kann die Säure-Basen-Balance gestört sein. Mehr dazu erfahren Sie ab Seite 26.

Wer eine wirklich genaue Säure-Basen-Diagnostik haben möchte, sollte sich an eine Ärztin oder einen Arzt wenden, die mit der Säure-Basen-Therapie vertraut sind. Denn es sind ausreichend spezifische Kenntnisse und Erfahrungen nötig, um zuverlässig zu erkennen, ob und inwieweit der Säure-Basen-Haushalt gestört ist. Und: Auch wenn Ihr Behandler oder Ihre Behandlerin mit dem Konzept der Säure-Basen-Balance nicht viel anfangen kann – in einem Punkt wird er oder sie Ihnen jedenfalls zustimmen: nämlich, dass die hier vorgeschlagene Ernährung mit viel Basen spendendem Obst und Gemüse und wenig saurem tierischen Eiweiß rundum gesund ist.

giert. Erhöhte Werte finden sich beispielsweise bei akuter und chronischer Virushepatitis, Leberzirrhose, Fettleber, Gallenwegserkrankungen, Lebertumoren und -metastasen, Belastung durch Umweltgifte, Zuckerkrankheit oder Bauchspeicheldrüsenentzündungen.

**Für spezielle Fragestellungen kann auch eine Leberbiopsie notwendig sein. Dabei wird das Lebergewebe durch die Bauchdecke hindurch mithilfe einer feinen Nadel entnommen.**

Für spezielle Fragestellungen kann es allenfalls notwendig sein, ein kleines Stück Lebergewebe zu entnehmen. Eine derartige Gewebeentnahme (Biopsie) kann mit einer Nadel durch die Bauchdecke hindurch erfolgen. Das Gewebe wird anschließend mikroskopisch untersucht und aus diesen Ergebnissen leitet dann der Arzt die passende Therapie ab.

## Medikamente können nötig sein

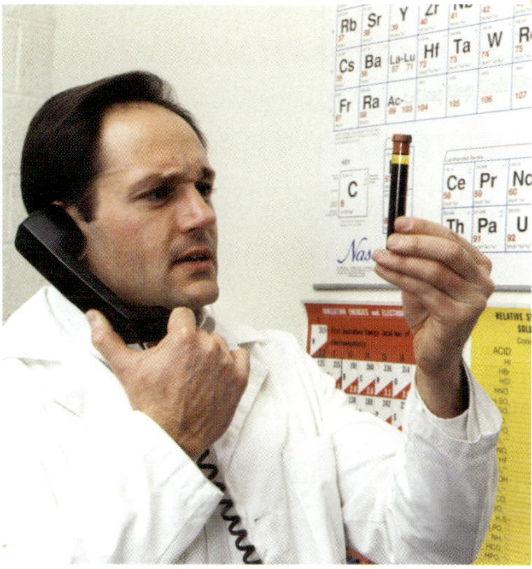

Zwischen dem Auftreten einer akuten Leberentzündung und der Entwicklung von Spätfolgen vergehen oft zehn Jahre und mehr. Dank verbesserter Diagnosemöglichkeiten und häufigerer Vorsorgeuntersuchungen werden heute jedoch Lebererkrankungen oft früher diagnostiziert. Das ist besonders wichtig, da im Spätstadium eine Behandlung mit nachfolgender Beseitigung der Grunderkrankung nicht mehr möglich ist. Die Beschwerden können durch eine angepasste Ernährung

### Das können Sie selbst tun

**Achtung!**

**Um Ihre Leber und Galle zu schützen und zu schonen, empfiehlt es sich auf jeden Fall, Übergewicht zu vermeiden oder abzubauen und auf eine vollwertige Kost zu achten. Hier wird Ihnen die Säure-Basen-Therapie sehr hilfreich sein, denn die Vermeidung von zu vielen sauren Lebensmitteln und eine sehr basenorientierte Ernährung (siehe Seite 74) tun Ihrer Leber gut.**

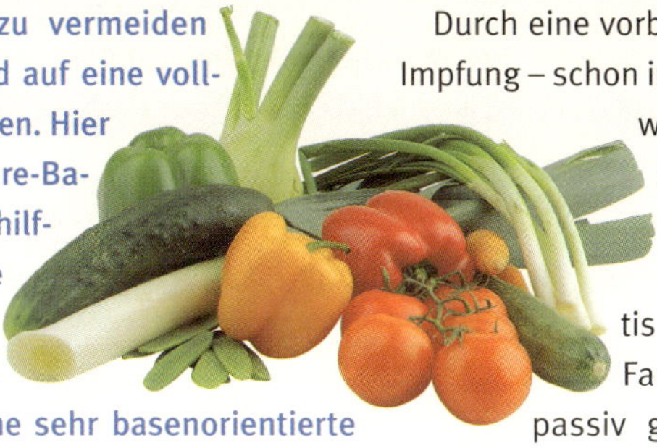

Wichtig: Alkohol ist bei allen Lebererkrankungen zu meiden.

Vorbeugend sind Impfungen – besonders im Kindesalter beginnend – gegen Hepatitis A und B, Hygiene auf Reisen und Kondome gegen eine Übertragung durch Geschlechtsverkehr der beste Schutz.

Durch eine vorbeugende Hepatitis A und B-Impfung – schon im Kindesalter – könnte weltweit das Risiko von Leberzirrhose und Leberkrebs enorm vermindert werden.

Tritt in der Familie Hepatitis B oder C auf, müssen alle Familienmitglieder aktiv und passiv gegen Hepatitis B geimpft werden. In Absprache mit dem Arzt sind entsprechende hygienische Maßnahmen einzuhalten.

Im Fall einer chronischen Hepatitis B oder C suchen Sie zur Besprechung möglicher Spezialtherapien bitte eine Leberspezialambulanz auf.

**INFO** **DAS HILFT DER LEBER**

**In der Schulmedizin werden zur Leberunterstützung und Leberentgiftung verschiedene Medikamente eingesetzt.**
Der Wirkstoff Ornithin-Aspartat etwa verbessert die Entgiftungsfunktion der Leber. So wird eine möglichst effiziente Beseitigung des giftigen Ammoniaks aus dem Körper sichergestellt und es wird verhindert, dass die von Ärzten gefürchteten Nervenprobleme auftreten.

**Bei einer Leberentzündung ist die frühzeitige Diagnose wichtig, damit die Behandlung erfolgreich verlaufen kann.**

und bestimmte Medikamente gelindert werden. Für einen Teil der Betroffenen kann aber bei einer schweren Schädigung eine Lebertransplantation notwendig werden.

In vielen Fällen einer chronischen virusbedingten Leberentzündung ist heute eine Heilung mit Medikamenten noch nicht möglich. Dennoch hat die gegen die Viren gerichtete Behandlung, die so genannte antivirale Therapie, erhebliche Fortschritte gemacht. Spezielle Medikamente zur Behandlung einer Hepatitis A gibt es nicht. Therapie-Standard nach Ausbruch einer Hepatitis B ist derzeit die Verabreichung von Interferonen. Diese Zucker-Eiweiß-Moleküle, die auch der Körper selbst in geringen Mengen produziert, stimulieren das Abwehrsystem. Dadurch helfen sie dem Körper, die Virusinfektion zu bekämpfen. Oft werden auch andere antivirale Medikamente wie Famciclovir und Ganciclovir eingesetzt. Zur Behandlung chronischer Verlaufsformen von Hepatitis C hat sich Interferon alpha plus Ribavirin als erfolgreich erwiesen.

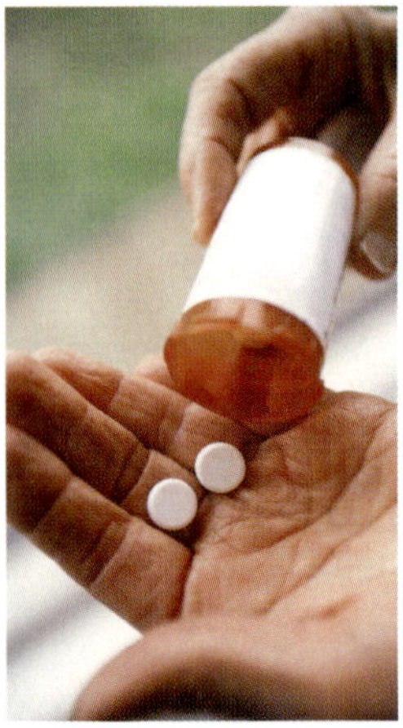

Auf die Gallenblase wirken zwei Gruppen von Medikamenten: Die Choleretika erhöhen die Gallenproduktion in der Leber. Dazu zählen Stoffe, die die Leber dazu anregen, mehr Galle zu bilden oder Substanzen, die die Gallenblase anregen, Galle auszuschütten. Häufig werden diese Medikamente bei winzigen Gallensteinen, dem Grieß, eingesetzt, da sie den Abfluss des Grießes aus der Gallenblase begünstigen. Die so genannten Cholekinetika werden vor allem zur Behandlung eines gestörten Gallenabflusses eingesetzt. Die not-

## Säure-Basen-Diät und Medikamente

**Achtung!**

**Ein ausgeglichener Säure-Basen-Haushalt ist lebenswichtig für den Organismus.**

Und eine grundlegende Änderung Ihrer Ernährungsgewohnheiten und Ihres Lebensstils nach den Prinzipien der Säure-Basen-Balance wird Ihnen sehr dabei helfen, Ihre Leber zu stärken. Doch das allein reicht nicht immer aus.

Es ist überhaupt kein Problem, die Säure-Basen-Therapie mit den Medikamenten, die Ihnen Ihr Arzt oder Ihre Ärztin zur Behandlung Ihrer Lebererkrankung verschreibt, zu kombinieren. Die Entsäuerung ist kein Allheilmittel – aber die wichtigste Grundlage für ein gesundes inneres Milieu. Ist der Säure-Basen-Haushalt im Gleichgewicht, können die körpereigenen Selbstheilungskräfte wieder besser wirken und andere Behandlungsmethoden wie Medikamente unterstützen.

Jede Therapie kann in einem entsäuerten, entschlackten Organismus ihre Wirkung besser entfalten.

wendigen Muskeln des Gallenkanals werden angeregt, sich zusammenzuziehen und damit einen Abfluss der Gallenflüssigkeit zu bewirken. Kleine Gallensteine können ausgeschwemmt werden, manche Gallensteine lassen sich gar auflösen. In bestimmten Fällen lassen sich die Steine mit Schallwellen zertrümmern, manchmal ist aber auch ein chirurgischer Eingriff notwendig.

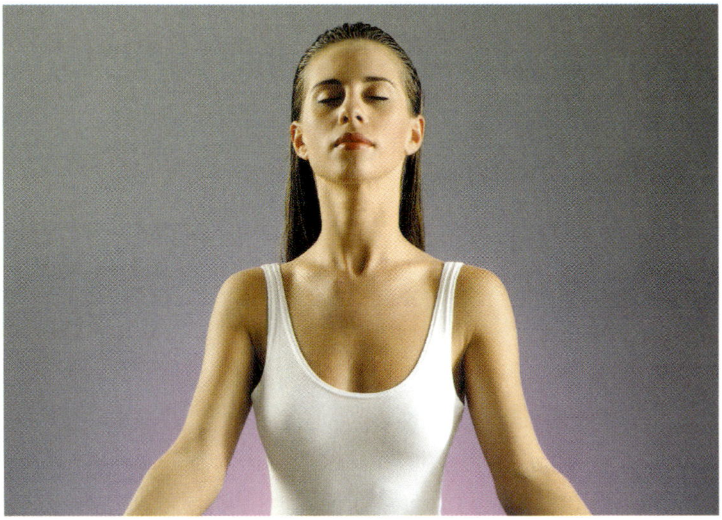

# So beeinflusst ein gestörter Säure-Basen-Haushalt Leber und Galle

Mit der Nahrung nehmen wir täglich Säuren und Basen auf. Wie sie in unserem Körper letztendlich wirken, dafür ist der Stoffwechsel verantwortlich.

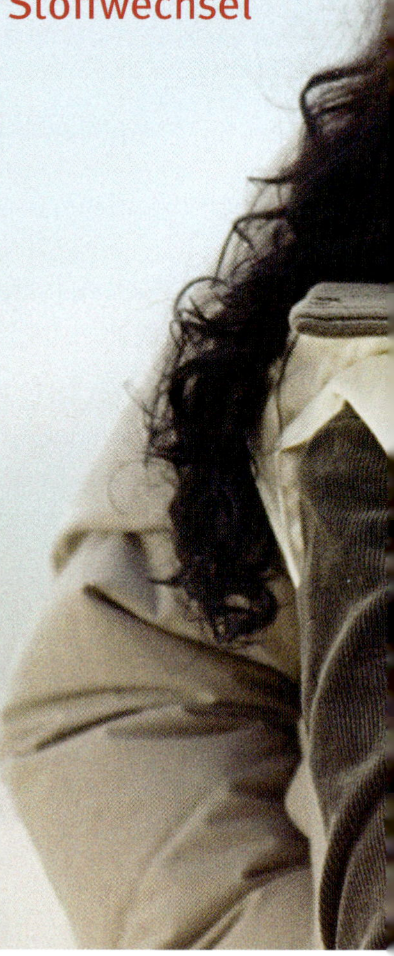

# ÜBERSÄUERUNG

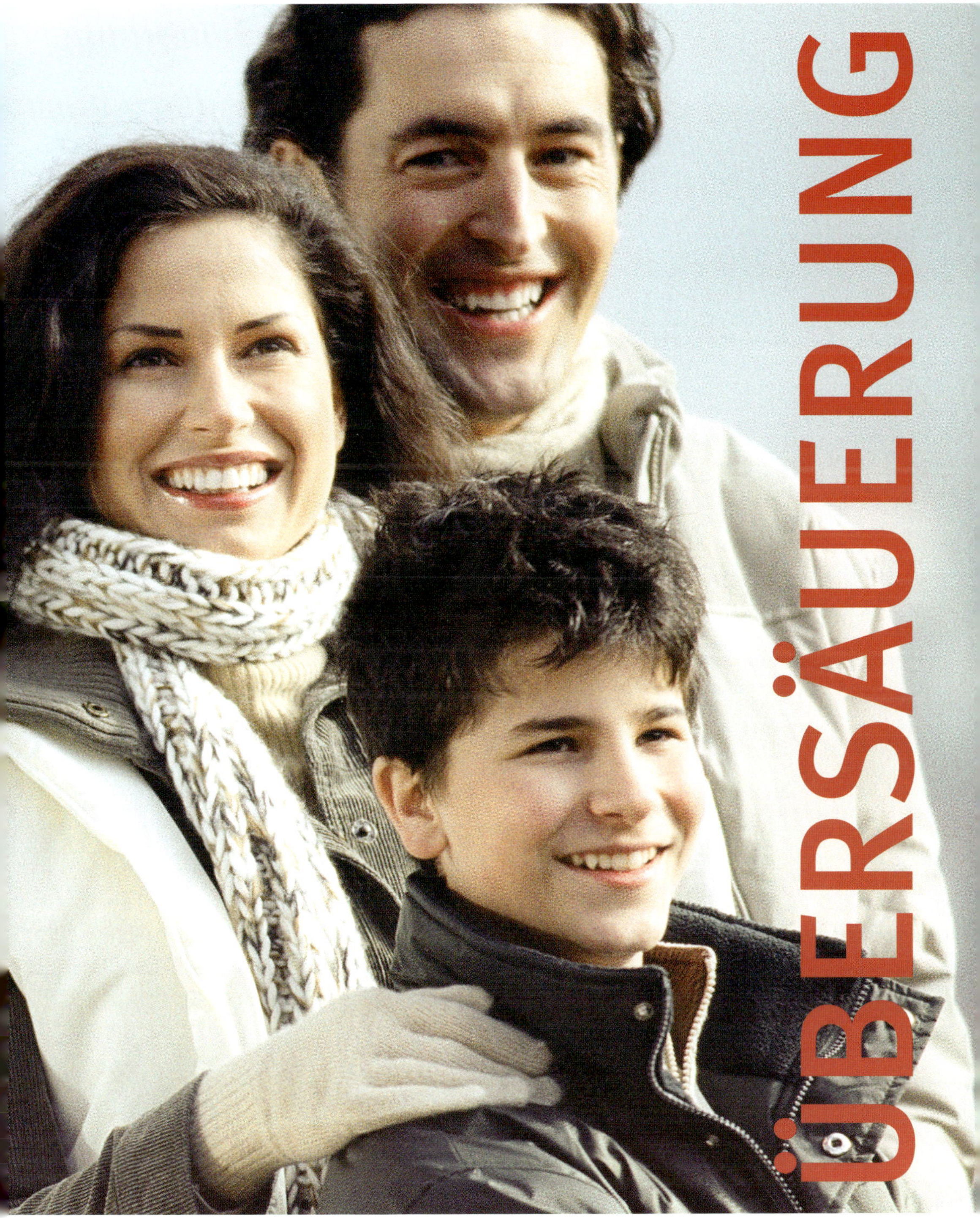

# Enorm wichtig: die Säure-Basen-Balance

**WICHTIG**

Wenn der Säure-Basen-Haushalt des Körpers aus dem Gleichgewicht gerät, können chronische Erkrankungen die Folge sein.

Säuren und Basen gelangen mit der Nahrung in unseren Körper, wo dann die Stoffwechselprozesse dafür verantwortlich sind, ob ein eher saures oder eher basisches Milieu entsteht. Für eine störungsfreie Arbeit aller Stoffwechselfunktionen, auch der Regulierung des Fettstoffwechsels, ist es sehr wichtig, dass Säuren und Basen in einem ausgewogenen Verhältnis zueinander stehen. Denn nur bei einem exakt festgelegten Säuregrad (er wird als pH-Wert gemessen) können die chemischen Prozesse des Stoffwechsels optimal ablaufen. Das ist für unser Wohlbefinden und unsere Leistungsfähigkeit von größter Bedeutung.

Die richtige Balance zwischen Säuren und Basen ist die Grundlage für einen funktionierenden Organismus und damit auch für Ihre Gesundheit. Da diese Balance für Zellen und Gewebe so wichtig ist, verfügt unser Körperstoffwechsel über zahlreiche Möglichkeiten, wie er den störungsanfälligen Säure-Basen-Haushalt in einem engen Rahmen beständig halten kann. Inzwischen ist klar, dass es zu vielen chronischen Erkrankungen kommen kann oder sich solche Erkrankungen kontinuierlich verschlechtern können, wenn das notwendige Gleichgewicht zwischen Säuren und Basen aus den Fugen gerät. Das gilt auch für Leber- und Gallenprobleme. Und dieses Gleichgewicht ist bei vielen Menschen immer häufiger gestört, trotz aller natürlichen Regulationsmechanismen, die dem Körper zur Verfügung stehen.

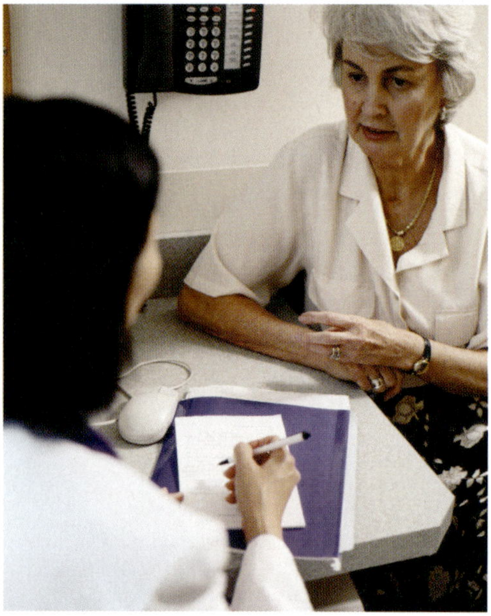

## Nur ein klein wenig Chemie

Info

### Säuren und Basen

Säuren sind chemische Verbindungen, die ein positiv geladenes Wasserstoff-Ion ($H^+$) abspalten können, Basen dagegen können ein negativ geladenes Teilchen abspalten, das aus einem Sauerstoff- und einem Wasserstoff-Ion ($OH^-$) besteht. Sind in einer Körperflüssigkeit gleich viele $H^+$- und $OH^-$-Ionen vorhanden, so ist diese neutral, überwiegen die $H^+$-Ionen, ist sie sauer, überwiegen hingegen die $OH^-$-Ionen, dann ist sie basisch.

### Salze

Treffen Säure und Base zusammen, so entsteht ein Salz. Salze, die durch das Zusammentreffen einer Base mit einer schwachen Säure entstanden, können durch stärkere Säuren gelöst werden. Manche Salze binden $H^+$-Ionen an sich. Gibt man diese Salze zu Säuren, so wird die Konzentration der $H^+$-Ionen in der Säure reduziert – die Säuren werden „schwächer“.

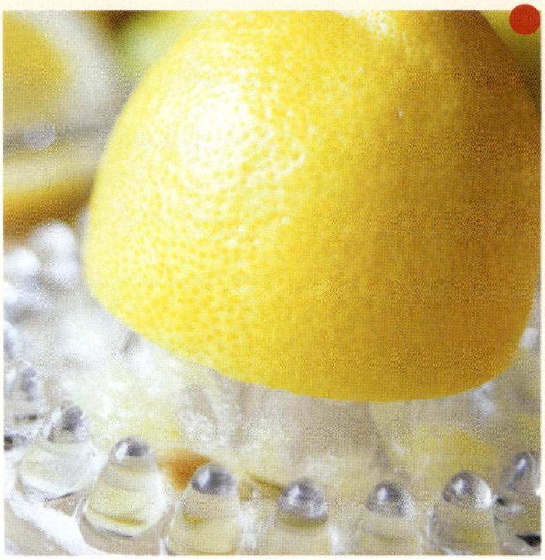

### pH-Wert

Die Menge der $H^+$-Ionen in einer Lösung bestimmt deren so genannten pH-Wert. Eine Lösung mit einem pH-Wert von 7, wie etwa Wasser, ist „neutral“. Eine saure Lösung hat einen pH-Wert zwischen 0 bis 7, basisch ist eine Lösung mit einem pH-Wert zwischen 7 bis 14.

## Auf den pH-Wert kommt es an

Die Stoffwechselprozesse in unserem Körper werden von über 2000 Enzymen sowie Vitaminen, Mineralstoffen, Spurenelementen und sekundären Pflanzenstoffen gesteuert. Je nach Ort, Organ und Enzym wird ein ganz bestimmter optimaler pH-Wert benötigt – ob sauer, basisch oder neutral.

Die pH-Werte in den verschiedenen Flüssigkeiten und Geweben unseres Körpers sind nicht alle gleich. Im Blut liegt er üblicherweise zwischen 7,36 und 7,44 – ist also leicht basisch. An den Kommazahlen können Sie erkennen, dass der Normbereich dieses pH-Werts nur sehr geringe Schwankungen zulässt.

Unser Blut ist leicht basisch. Im Magen geht es enorm sauer zu, im Dünndarm eher basisch.

Im Magen wird eine äußerst starke Säure gebildet, nämlich die Salzsäure, mit einem pH-Wert von 1. Die Verdauungsdrüsen des Dünndarms bilden dagegen basische Lösungen. Anders als im Blut ist der pH-Wert in den Geweben, beispielsweise im Bindegewebe, viel größeren Schwankungen unterworfen.

Bei den Organen gilt: Je spezialisierter ein Organ ist, umso wichtiger ist es, dass der pH-Wert konstant in seinem Normbereich liegt. Weicht er stark von diesem ab oder ist er großen Schwankungen ausgesetzt, so beeinträchtigt dies den Ablauf jener chemischen Reaktionen, für die das jeweilige Organ in unserem Körper zuständig ist – schwere Beeinträchtigungen und Schäden können die Folge sein.

**WICHTIG**

Je spezialisierter ein Organ ist, desto mehr ist es auf seinen optimalen pH-Wert angewiesen, um richtig arbeiten zu können.

## So lässt sich der Säure-Basen-Haushalt messen

Am genauesten wird der pH-Wert des Blutes mit einer so genannten Messelektrode gemessen. Er ist sehr gut reguliert und weist nur sehr geringe Schwankungen auf. Eine Übersäuerung ist hier recht unwahrscheinlich. Ganz anders sieht das aber in Organen und im Gewebe aus: Sie können schleichend übersäuern. Mit einer Messelektrode ist dies nun nicht zuverlässig zu erfassen, weshalb vielfach empfohlen wird, den pH-Wert im Urin zu überprüfen. Ist er stark sauer, kann das – muss aber nicht – ein Hinweis auf eine generelle Übersäuerung des Körpers sein.

Der pH-Wert des Blutes ist gut reguliert und schwankt nur geringfügig. Organe und Gewebe können jedoch übersäuern: Einen Hinweis darauf kann der pH-Wert des Urins geben.

Wenn Sie eine wirklich genaue Säure-Basen-Diagnostik haben möchten, dann sollten Sie sich an eine Ärztin oder einen Arzt wenden, die mit der Säure-Basen-Therapie vertraut sind. Denn es sind

## Hinweise: Säuregriff und Verquellungen — Achtung!

**Eine Reihe von körperlichen Veränderungen können Ihnen einen Hinweis darauf geben, ob und wie sehr Ihre Säure-Basen-Balance gestört ist.**

Das Bindegewebe hat die Aufgabe, die Organe mit Nährstoffen zu versorgen und gleichzeitig die Schlacken aus allen anderen Körperzellen abzutransportieren. Dieses Versorgen und Entsorgen geschieht über die Blutbahnen und die Lymphgefäße, indem Nährstoffe durch die

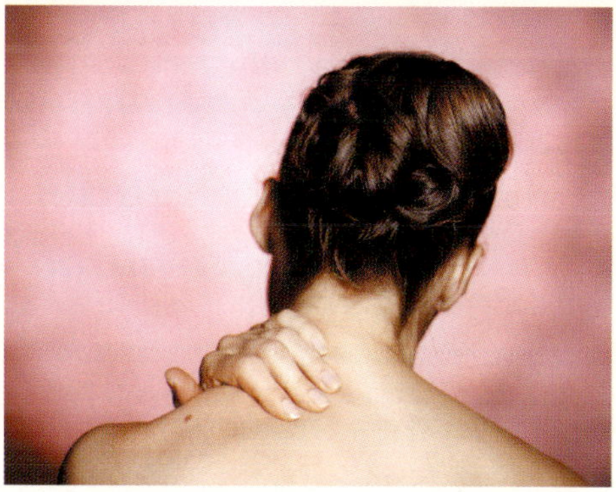

Verdauungsorgane zu- und Schlacken über Blut, Leber, Niere, Blase und Urin abtransportiert werden.

Bei einem zu hohen Säuregrad verändern sich die Eiweiße, es kommt zu Muskelverhärtungen, die schmerzen und mithilfe des „Säuregriffs" gut tastbar sind: Greifen Sie vom Schlüsselbein aus über Ihre Schulter. Über dem Schlüsselbein liegt ein Muskel, den Sie gut mit den Fingern greifen können. Ist er hart, vielleicht sogar schmerzhaft, ist dies ein Hinweis auf eine säurebedingte Muskelverhärtung.

Ein weiterer Hinweis auf übermäßig viel Säure im Gewebe sind Gewebsverquellungen, wie etwa die Zellulitis, ein erschlaffendes Doppelkinn oder ein etwas „volles" Gesicht. Um die überschüssige Säure zu verdünnen, lagert das Gewebe nämlich zusätzliche Flüssigkeit ein. Dies ist auch die Erklärung dafür, warum Sie nach einer ungewohnt anstrengenden sportlichen Leistung zunächst zu- statt abnehmen: Die beim Sport übermäßig gebildete Milchsäure wird durch zusätzlich eingelagerte Flüssigkeit verdünnt.

Ein Zeichen für Übersäuerung kann auch ein fahler, ungesunder Teint sein. Hier hat die Übersäuerung dazu geführt, dass der Stoffwechsel der Haut schwerer gestört ist: Die Hautelastizität lässt nach, weil sich das Bindegewebe durch zu viele Säuren verändert und nicht mehr straff bleibt. So erscheinen auch früher als es sein müsste die ersten Falten.

ausreichend spezifische Kenntnisse und Erfahrungen nötig, um zuverlässig zu erkennen, ob und inwieweit der Säure-Basen-Haushalt gestört ist. Häufig machen Patienten auch die Erfahrung, dass Ärzte Methoden wie die Säure-Basen-Therapie als „Unsinn" abtun. Dann sollten Sie mit einem Arzt Ihres Vertrauens Kontakt aufnehmen.

## Wie der Körper den richtigen pH-Wert einstellt

**Wichtig**

Unser Körper benötigt Basenlieferanten.

Die Organe oder Zellverbände unseres Körpers können grundsätzlich den pH-Wert herstellen, der für ihr Funktionieren optimal ist. Das Material und die optimalen Voraussetzungen, müssen wir ihnen jedoch zur Verfügung stellen, da die Zellen und Organe selbst nicht in der Lage sind, einfach nach Belieben die für die Herstellung der Balance notwendigen Säuren oder Basen zu produzieren. Dabei ist zu beachten:

**Übersäuerung tut auf Dauer dem Körper nicht gut – die Gesundheit leidet.**

Unser Körper bildet zwar aus vorgegebenem Material Basen, kann sie jedoch nicht „aus sich selbst heraus“ produzieren – wir müssen ihm die entsprechenden „Basenlieferanten“ zuführen.

Säuren werden vom Körper selbst produziert, denn sie sind ein Reaktionsprodukt der Verbrennungsvorgänge im Stoffwechsel. Zusätzlich entstehen Säuren immer dann, wenn man zu viel oder zu hastig gegessen hat, weil dadurch Vergärungsprozesse im Magen-Darm-Trakt ausgelöst werden.

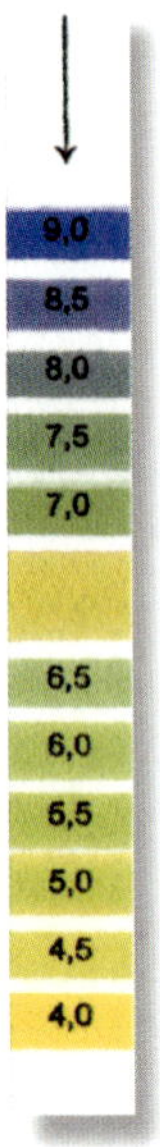


Unser Körper hat also stets große Säurenmengen und relativ kleine Basenmengen zur Verfügung. Trotz dieses hohen Säuren- und geringfügigen Basenangebots muss er jedoch beispielsweise im Blut einen basischen pH-Wert herstellen beziehungsweise aufrechterhalten. Ist er diesen Herausforderungen nicht mehr gewachsen, entsteht eine kontinuierliche Übersäuerung – ein Zustand, der in vielerlei Hinsicht Ihre Gesundheit beeinträchtigt.

# So kommen die Säuren in den Körper

Bei einem gesteigerten Stoffwechsel, das heißt also auch, wenn der Körper – für welche Aktivitäten auch immer – mehr Energie bereitstellt, fallen vermehrt Säuren an. Aber nicht nur bei den verschiedenen Stoffwechselvorgängen fallen ständig Säuren an, der Säurepool unseres Körpers wird auch noch aus anderen Quellen gespeist: Über unsere Nahrung führen wir dem Organismus Säuren zu – häufig allzu reichlich, wie wir noch sehen werden, und dann gibt es auch noch die so genannten Gärungssäuren, die bei der Verdauung entstehen können, zum Beispiel bei Verstopfung.

**Nicht nur über die Nahrung führen wir unserem Organismus Säuren zu. Er produziert sie im Rahmen seines Stoffwechsels auch selbst und sogar bei der Verdauung, wenn es zu einer Gärung kommt.**

## „Hausgemachte" Säuren

Säuren entstehen bei vielen Stoffwechselvorgängen. Ein Beispiel dafür ist etwa der so genannte Zitronensäure-Zyklus, der in den Zellen des Körpers abläuft, und in dessen Verlauf die Kohlenhydrate, also die Zucker über verschiedene Säuren bis hin zu Wasser, Kohlendioxid und Energie abgebaut werden. Vorausgesetzt, dieser Zyklus kann ungehindert ablaufen.

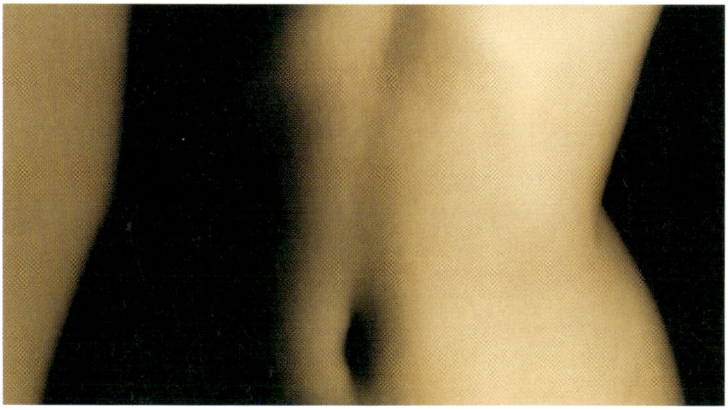

**WICHTIG**

Fehlt beim Abbau von Zucker Sauerstoff, so wird statt des normalen Abbauweges einer gewählt, bei dem vermehrt Milchsäure anfällt. Für die Regulation der Säure-Basen-Balance ist dies eine große Herausforderung.

Mangelt es beispielsweise an Sauerstoff, wird für den Abbau des Zuckers in den Zellen ein anderer chemischer Weg gewählt, bei dem kein Sauerstoff benötigt wird, aber vermehrt Milchsäure anfällt. So kann unser Körper zwar weiterhin Energie gewinnen, aber es fallen Säuren an, die die natürlichen Regulationsmechanismen, die für eine Säuren-Basen-Balance sorgen, vor große Herausforderungen stellen.

## Gärungssäuren

Im Darm fallen auch die so genannten Gärungssäuren an, die nach dem Verdauungsprozess vom Körper aufgenommen werden. Diese Säurebildung findet jedoch nur dann in nennenswertem Umfang statt, wenn die Nahrung im Dünndarm nicht ausreichend gespalten und aufgenommen wird und somit in den Dickdarm kommt, wo sie auf die gesunde Darmflora schädigend einwirkt. In der normalen, gesunden Mikroflora siedeln Keime, die für die normale Dickdarmfunktion wichtig sind und von Ballaststoffen leben. Gelangen mit dem Speisebrei jedoch noch unverdaute Kohlenhydrate und Eiweiße in den Dickdarm, so werden damit Keime „gefüttert", die Kohlenhydrate zu Säuren und Fuselalkoholen vergären – zwei Substanzen, die für unseren Körper schädlich sind.

**Für den Säure-Basen-Haushalt des Körpers ist also nicht relevant, wie ein bestimmtes Nahrungsmittel schmeckt oder welchen Säuregehalt es ursprünglich hat, sondern wie dieses Nahrungsmittel nach der Verdauung im Körper wirkt.**

## Säuren von außen

Neben den Säuren, die beim Stoffwechsel anfallen, führen wir unserem Körper auch ständig mit der Nahrung Säuren zu – oft mehr, als ihm gut tut. Nicht zu vernachlässigen sind dabei unter anderem die Konservierungssäuren, die sich in stark bearbeiteten Lebensmitteln und Fertigprodukten finden. Die Säurewirkung von Lebensmitteln lässt sich nicht einfach am pH-Wert des einzelnen Lebensmittels oder gar am Geschmack ablesen. So verdeckt zum Beispiel Süßes nicht selten die Säure, wie dies bei Colagetränken der Fall ist. Fleisch zum Beispiel ist an sich eher basisch. Im Körper fallen allerdings bei dessen Verdauung durch die Verdauungssäfte viele Säuren an, die zu Harnsäure werden. Fleisch führt dem Körper Säuren zu.

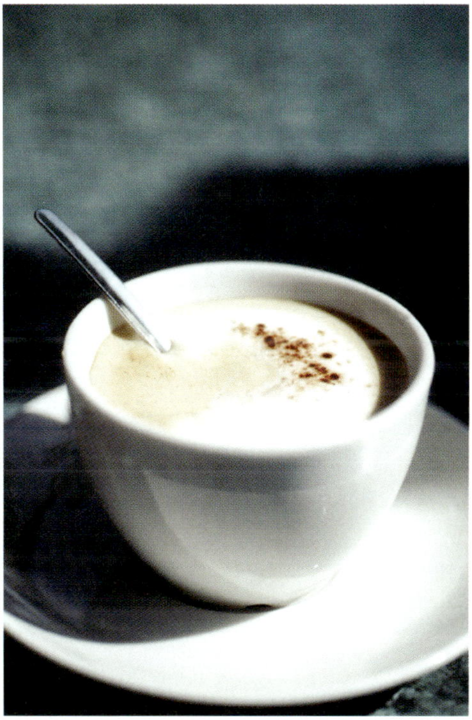

Ein anderes Beispiel ist der Kaffee: Der pH-Wert einer Tasse Kaffee ist gar nicht so niedrig, er liegt bei 5,4. Aber Kaffee enthält Purine, die nach ihrer Verstoffwechselung zu sauren Reaktionen führen (Gerbsäure), und zum anderen Koffein, das ähnlich wie das Stresshormon Adrenalin wirkt und den Stoffwechsel zur sauren Seite hin verschiebt. Säuren andererseits, die leicht flüchtig sind und ausgeschieden werden können, fallen in der Säure-Basen-Bilanz nicht einmal ins Gewicht. Ein sauer schmeckendes Nahrungsmittel kann sogar basisch wirken, wenn die enthaltenen Säuren rasch abgebaut werden, die basischen Anteile dieses Lebensmittels aber dem Körper zur Verfügung stehen.

## SÜSSES KANN AUCH SAUER SEIN … — ACHTUNG!

**Ob ein Lebensmittel sauer wirkt, kann man nicht einfach am Geschmack erkennen. Bei vielen süßen Dingen, etwa bei Fruchtlimonade, nimmt man die Säure oft gar nicht wahr.**
Zudem: Wie ein Nahrungsmittel schmeckt oder welchen Säuregehalt es hat, das ist für den Säure-Basen-Haushalt unseres Körpers nicht so wichtig, sondern, wie es wirkt, wenn es verdaut wurde.

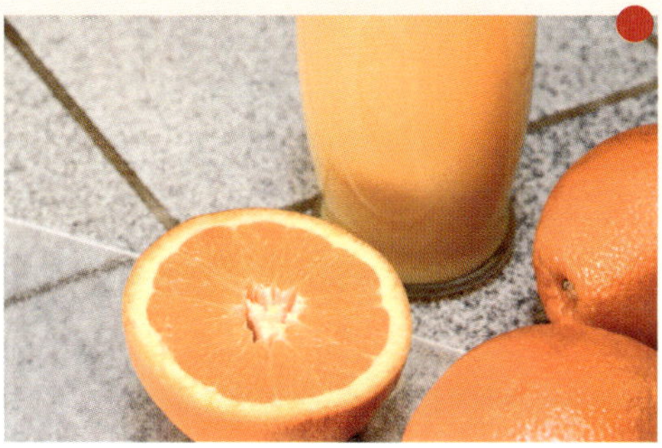

# So schadet Übersäuerung Leber und Galle

In einem sauren Milieu etwa kann eigentlich unschädliches Cholesterin schädlich werden. Übersäuerung fördert und beschleunigt nämlich den so genannten Oxidationsprozess. Dabei greifen aggressive Sauerstoffverbindungen, so genannte Sauerstoffradikale, das LDL-Cholesterin an, es wird oxidiert, in seiner Struktur verändert und somit gefährlich. Das oxidierte LDL bewirkt nicht nur, dass entzündungsfördernde Stoffe ausgeschüttet werden und damit zum gefährlichen Risikofaktor für Arteriosklerose werden. Auch die Leber wird belastet, weil diese dann noch stärker damit beschäftigt ist, die Fettverdauung anzukurbeln – überfordert wie sie ist, reagiert sie dann oft mit Funktionsstörungen.

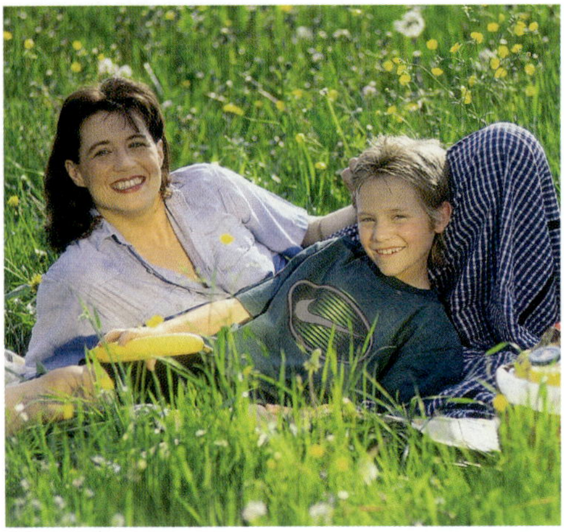

## Sauerstoff- und Energiemangel

Jede außergewöhnliche Anforderung an den Organismus, also auch eine nicht mehr ausreichend arbeitende Leber, führt dazu, dass zur Regulierung des Stoffwechsels besonders viel Energie und Sauerstoff aufgewendet werden muss. Es kommt zu einem Sauerstoffmangel, der über die Atmung nicht mehr ausreichend ausgeglichen werden kann. Die Zellen werden gezwungen, ihren Energiebedarf auch aus anderen Quellen zu decken, so zum Beispiel durch den Abbau von Kohlenhydraten mittels der so genannten Glykose. Als Folge dieses Prozesses entstehen jedoch wiederum Säuren, wie etwa die Ketosäure oder die Milchsäure, die nicht über die Atmung entsorgt werden können und den Körper weiter belasten. Die Übersäuerung wird also weiter verstärkt, mit all ihren Folgen für Leber und Galle.

## Der Darm muss mehr leisten

Ist die Funktion der Leber gestört, kann sie auch dem Darm nicht optimal zuarbeiten. Das wirkt sich auf die gesamte Verdauung negativ aus. Dabei wäre es gerade bei einer Störung der Leberfunktion noch wichtiger als sonst, dass der Darm optimal funktioniert. Doch der ist dann üblicherweise durch das übersäuerte Milieu beeinträchtigt und kann nicht bestmöglich arbeiten.

Kann der Darm seinen Verdauungs- und Abbauaufgaben nicht ausreichend gerecht werden, so kommt es zu einer Rückführung von toxischen, d.h. giftigen Stoffen in die Leber. Diese wird nun also gewissermaßen von zwei Seiten bedrängt: Einerseits ist sie durch die eigene Beeinträchtigung schon gestört und kann nicht richtig arbeiten und den Körper entgiften. Zusätzlich wird sie durch den gestörten Darm belastet.

## Enzyme brauchen Gleichgewicht

Das Konstanthalten des richtigen, für Leber und Galle optimalen Gleichgewichts zwischen Säuren und Basen ist auch eine wichtige Voraussetzung dafür, dass alle Enzyme, die in der Leber produziert werden, funktionieren und der Stoffwechsel ablaufen kann.

### Sauerstoffmangel ...

**... führt zur Übersäuerung**

Ist unser Organismus außergewöhnlichen Anforderungen ausgesetzt, hierzu zählen auch nicht optimal arbeitende Organe, dann muss er zur Regulierung des Stoffwechsels mehr Energie und Sauerstoff aufwenden als üblich. Folge ist ein Sauerstoffmangel, der über die Atmung nicht mehr ausreichend ausgeglichen werden kann – die weitere Folge ist eine Übersäuerung.

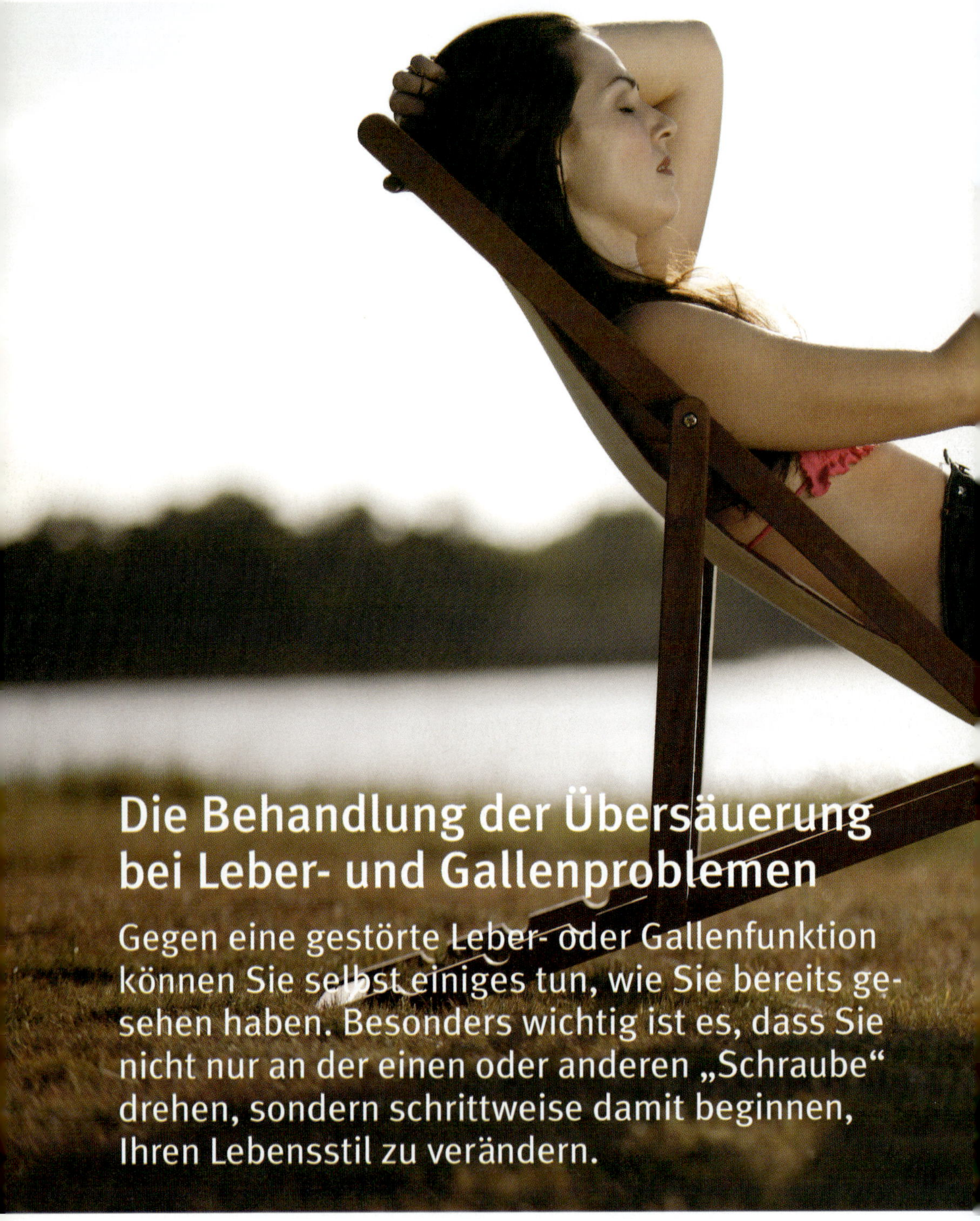

# Die Behandlung der Übersäuerung bei Leber- und Gallenproblemen

Gegen eine gestörte Leber- oder Gallenfunktion können Sie selbst einiges tun, wie Sie bereits gesehen haben. Besonders wichtig ist es, dass Sie nicht nur an der einen oder anderen „Schraube“ drehen, sondern schrittweise damit beginnen, Ihren Lebensstil zu verändern.

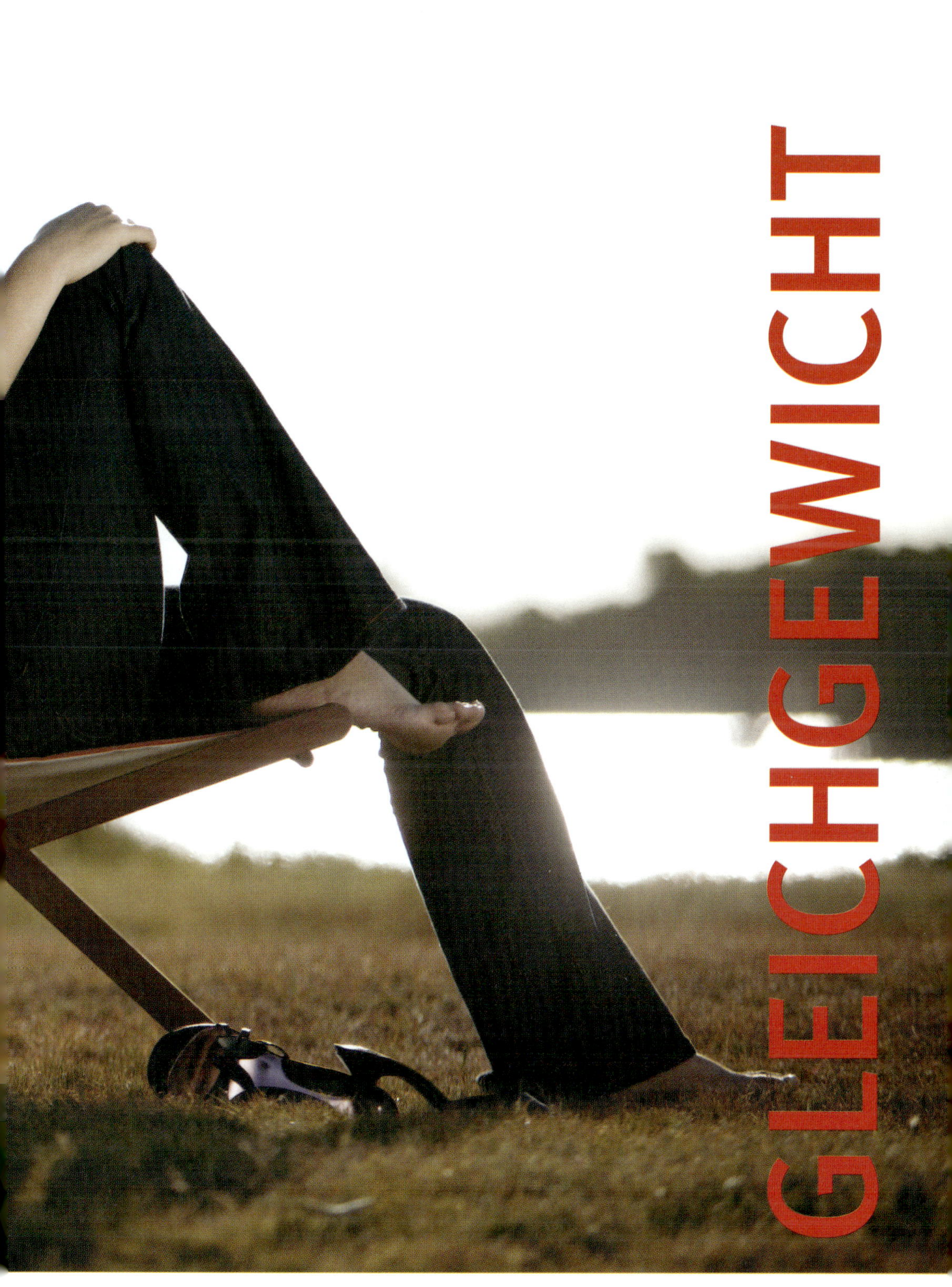
GLEICHGEWICHT

# Die Behandlung der Übersäuerung bei Leber- und Gallenproblemen

Gegen Leber- und Gallebeschwerden können Sie selbst sehr viel tun, wie Sie bereits gesehen haben. Besonders wichtig ist es, dass Sie nicht nur an der einen oder anderen einzelnen „Schraube" drehen, sondern schrittweise damit beginnen, insgesamt mehr Bewegung und mehr Entspannung in Ihr Leben zu bringen.

Und natürlich wird Ihnen die Umstellung auf eine Kost, die Ihre Säure-Basen-Balance wieder ins richtige Lot bringt, sehr dabei helfen, Ihre Leber- und Gallenprobleme in den Griff zu bekommen.

**ACHTUNG** — **SCHLÜSSEL ZUR GESUNDHEIT**

**Der Schlüssel zur Wiederherstellung Ihrer Gesundheit liegt darin, die aus den Fugen geratenen Stoffwechselabläufe wieder in eine Balance zu bringen.**

Denn nur dann, wenn die verschiedenen Reaktionsketten und physikalischen Prozesse im Organismus wieder in einem basischen Milieu geordnet ablaufen können, wird das gesamte Verdauungssystem – und mit ihm auch Leber und Galle – wieder optimal arbeiten.

## Die Herstellung der Säure-Basen-Balance

Eine Wiederherstellung der Säure-Basen-Balance ist nur möglich, wenn verschiedene Räder ineinander greifen. Deshalb sollten Sie Ihrer Gesundheit zuliebe:

- die Zufuhr der Säuren verringern
- die Bildung von Säuren im Stoffwechsel drosseln
- die Ausscheidung von Säuren fördern
- den Stoffwechsel normalisieren

- vermehrt Basen zuführen
- Alle Maßnahmen gemeinsam führen zu einer gesünderen Lebensweise und dazu, dass Sie sich wieder um vieles wohler fühlen.

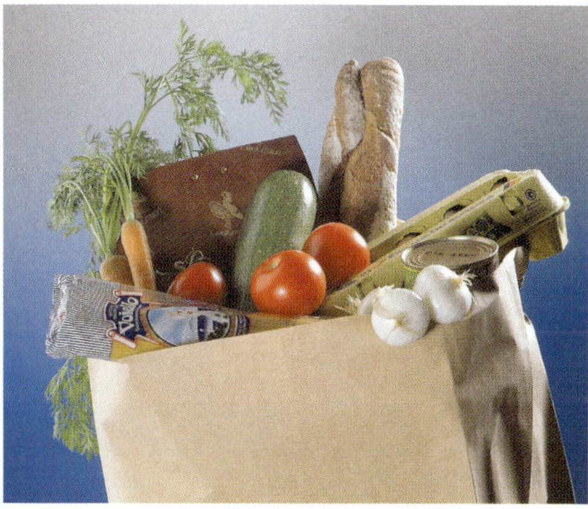

## Die Zufuhr von Säuren verringern

Die Säurezufuhr über die Ernährung lässt sich vor allem dadurch drosseln, indem Sie säurebildende Lebensmittel vermeiden. Dazu zählen alle stark gesüßten Lebensmittel, Weißmehl und die Produkte, die daraus hergestellt werden, sowie Fleisch, Käse, Wurstwaren oder Fisch.

**WICHTIG**

Welche Lebensmittel Säure bilden, das zeigt Ihnen die Liste auf Seite 82.

Auch Konserven sind in der Liste der Säurebildner anzutreffen, weil bei der Konservierung wichtige Mineralstoffe verloren gehen, die Obst oder Gemüse in unkonserviertem Zustand zu Basenlieferanten machen würden. Säurebildend sind auch Alkohol und Kaffee. Eine detaillierte Übersicht über die Lebensmittel, die Säure- bzw. Basenlieferanten sind, finden Sie in der Übersicht ab Seite 82.

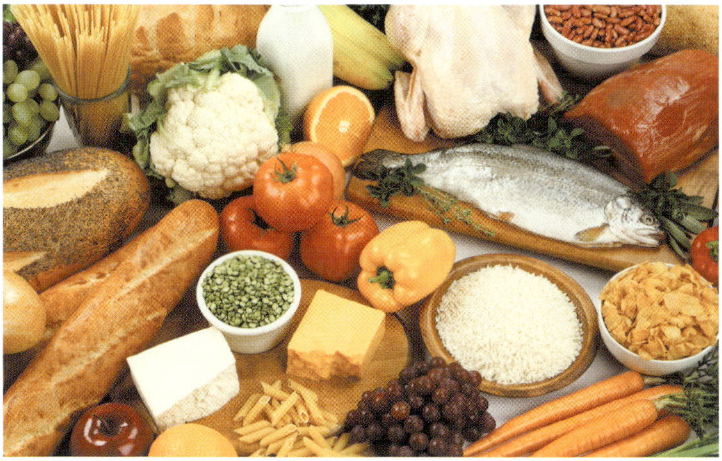

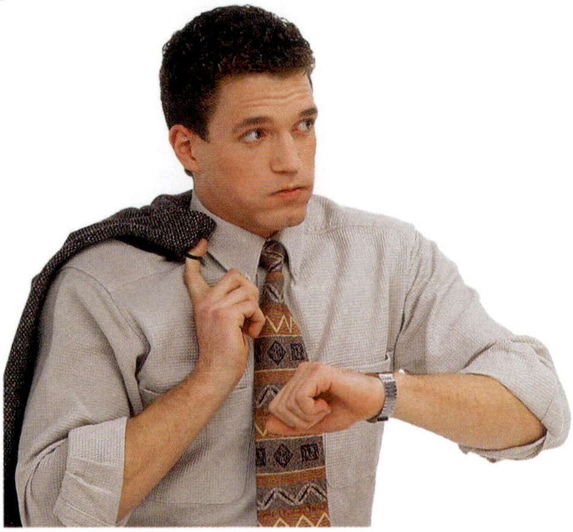

Ständiger Stress und ein Darm, in dem es gärt – das kurbelt die Säureproduktion in unserem Körper an.

## Die Säurebildung im Stoffwechsel drosseln

Besonders zwei Faktoren gehen mit erhöhter Säurebelastung im Stoffwechsel einher: Die so genannte Sympathikotonie, bei der uns der Stress- und Aktivitätsnerv Sympathikus ständig auf Trab hält. Und die Gärung im Darm, durch die zusätzliche Säuren gebildet werden, die den Darm chronisch verändern. Er kann dadurch weniger positiv wirkende Nährstoffe aufnehmen und weniger negativ wirkende Säuren ausscheiden. Die Versorgung der Gewebe ist beeinträchtigt, und damit kommt es zu einer weiteren Verschlechterung im Stoffwechsel – Säuren werden angehäuft und belasten alle Körperfunktionen.

**ACHTUNG** **SO STOPPEN SIE DIE SÄUREBILDUNG**

- Essen Sie immer in Ruhe und kauen Sie sorgfältig. Genießen Sie!
- Essen Sie nur, wenn Ihnen ein Hungergefühl signalisiert, dass der Verdauungstrakt aufnahmebereit ist und die Säfte fließen.
- Beachten Sie die Aktivitätszeiten der Verdauungsorgane: Morgens und mittags ist die Verdauungskraft am höchsten, abends dagegen ist sie besonders niedrig und sie sollten nicht so viel und andere Dinge essen.
- Meiden Sie gärungsfreudige Lebensmittel. Was bei Ihnen speziell zur Gärung führt, merken Sie an Blähungen.
- Verhelfen Sie dem Gegenspieler des Sympathikus, dem Parasympathikus, zu seinem Recht. Dazu dienen alle entspannenden, beruhigenden Maßnahmen: einige Mußemomente am Tag, Meditation, autogenes Training, entspannende Bäder, dem Schlafbedürfnis nachgeben.

## Die Ausscheidung der Säuren fördern

Säuren haben sich oft über den Verlauf von Jahren oder Jahrzehnten angehäuft. Natürlich verbessert es die Bilanz, wenn Sie ab heute weniger Säuren zuführen. Nicht vergessen darf man dabei: Auch der

Abtransport der bisher angesammelten Säuren sollte in Angriff genommen werden.

Generell werden Sie die Säuren über eine vertiefte Atmung, über die Haut und über die Niere los. Unter anderem muss dazu aber die Durchblutung gesteigert werden, sonst gelangen die Säuren nicht aus den Depots. Die Säuren werden nämlich mit dem Blut transportiert.

Säuren lassen sich unter anderem aber auch noch durch reichliches Trinken mit ausscheiden. 2 bis 3 Liter täglich sollte man mindestens zu sich nehmen, bei körperlicher Beanspruchung noch mehr. Auf den Durst allein ist kein Verlass!

Eine gute Form, Säuren vermehrt auszuscheiden, ist regelmäßige Bewegung. Dabei wird die Atmung vertieft, gleichzeitig auch die Durchblutung in vielen Körperbezirken verbessert. Über die vertiefte Atmung wird vermehrt Kohlendioxid abgeatmet.

### Wichtig

Weniger säurebildende Lebensmittel zu sich nehmen, das ist die eine Seite, um den Säure-Basen-Haushalt des Körpers in ein Gleichgewicht zu bringen. Nicht zu vergessen dabei: Im Körper haben sich Säuren angesammelt, die es zu eliminieren gilt.

### Die Säuren los werden!

Regelmäßig bewegen und täglich rund 2 bis 3 Liter Flüssigkeit zu sich nehmen heißt die Devise: Wer sich regelmäßig bewegt, der verbessert die Durchblutung im ganzen Körper, atmet tiefer – und gibt somit über Atmung, Haut und Nieren die angesammelten Säuren ab.

Auch Sauna, Wickel, Bäder und Güsse helfen beim Säureabbau – genauso wie einige Heilpflanzen und Tees.

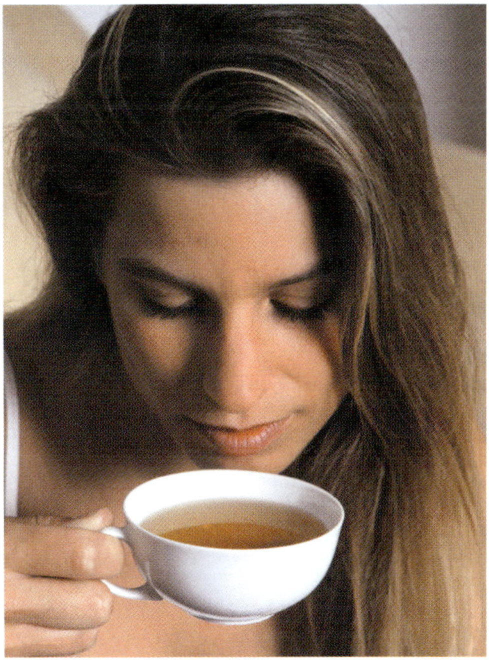

## Den Stoffwechsel normalisieren

Schwierig ist es, den Säure-Basen-Haushalt in Ordnung zu bringen, wenn schon alle Organsysteme an den Grenzen ihrer Leistungsfähigkeit arbeiten und verschiedene Stoffwechselsysteme vielleicht bereits schwer beeinträchtigt sind.

Wie Sie die Funktionsfähigkeit Ihrer Leber und Galle – abgesehen von der Erreichung einer Säure-Basen-Balance – optimal unterstützen und regenerieren können, werden Sie nun auf den nachfolgenden Seiten im Detail erfahren.

**WICHTIG**

Auf Ihrem Speisezettel sollten 80 Prozent basische und nur 20 Prozent saure Lebensmittel aufgelistet sein.

### Die Basendepots auffüllen

Weil im Körper Säuren auch unter normalen Bedingungen immer im Überfluss vorhanden sind, sollten Sie daher etwa 80 Prozent basische und nur 20 Prozent saure Lebensmittel (Seite 82) auf dem täglichen Speisezettel stehen haben.

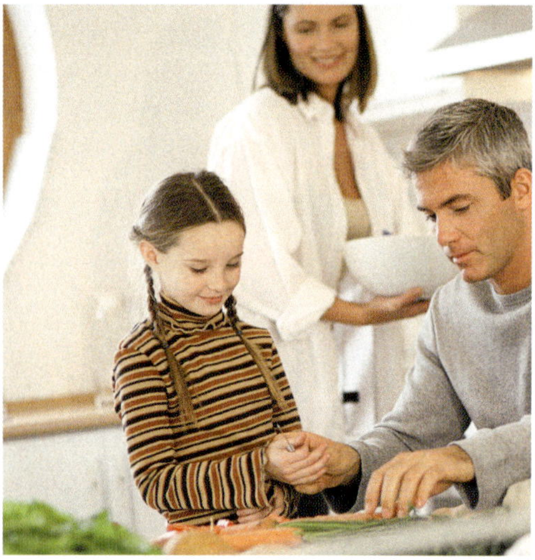

Wegen des ständigen Anfalls von Säuren im Organismus stellt dieser die so genannte Alkalireserve bereit. Mit dieser Basen-Reserve kann er Säureüberlastungen abpuffern. Je besser die Alkalireserve, desto leichter sind einzelne Säurespitzen in den Griff zu bekommen. Bei ständigen Säureattacken macht aber auch die größte Alkalireserve irgendwann schlapp. Hier können Sie es also über Ihre Ernährung beeinflussen, wie gut das Basenpuffer-Depot in Ihrem Körper ist, denn Basen können wir nur über die Nahrung zuführen, sie bilden sich im Körper nicht selbst.

## Basenmischungen

**Ihr Körper ist darauf eingestellt, ständig Säuren zu entfernen, da er diese ja selbst auch ständig produziert. Ein Überangebot an Basen kommt im Körper natürlicherweise jedoch nicht vor. Eine zweiwöchige Kur mit Basenpräparaten, ein- bis zweimal im Jahr, ist daher durchaus empfehlenswert, um mitzuhelfen, die Basendepots wieder aufzufüllen. Der Königsweg hin zu einer gleich bleibend ausgewogenen Säure-Basen-Bilanz ist jedoch eine grundsätzlich basenreiche, säurearme Ernährung, den können auch Basenmischungen nicht ersetzen.**

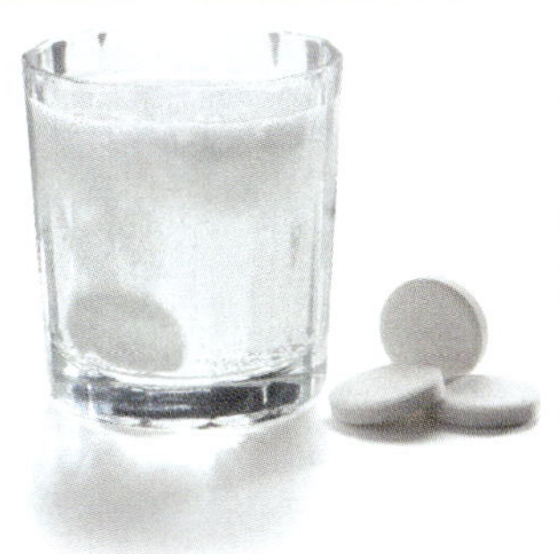

Geeignete Basenpräparate erhalten Sie in der Apotheke. Mit viel Flüssigkeit nehmen – Dosierungsvorschriften beachten! Ohne die Kontrolle eines auf die Säure-Basen-Problematik spezialisierten Arztes sollten Sie Basenpräparate nicht länger als zwei Wochen einnehmen.

### Achtung!

Die Aufnahme von Vitaminen ist an bestimmte pH-Werte gebunden: Zu viele Basen beeinträchtigen Ihre Vitaminversorgung.

Basenpräparate können die Nieren belasten. Nierenkranke dürfen diese nicht ohne ärztliche Kontrolle einnehmen.

Gleiches gilt, wenn Sie regelmäßig Medikamente einnehmen müssen.

Nicht jedes Basenpräparat ist gleich gut geeignet. Das einfachste basische Salz ist das Natriumbikarbonat. Mischungen mit anderen Salzen, zum Beispiel Kalziumkarbonat, Magnesiumkarbonat und Kaliumzitrat haben sich als wirkungsvoll erwiesen, weil sie daneben auch den Körper mit Kalzium und Magnesium versorgen. Basenpräparate auf Milchzuckerbasis sind fraglich, weil Milchzucker die Gärung im Darm fördert, was nicht erwünscht ist.

## Unterstützende Heilpflanzen und Kräuter

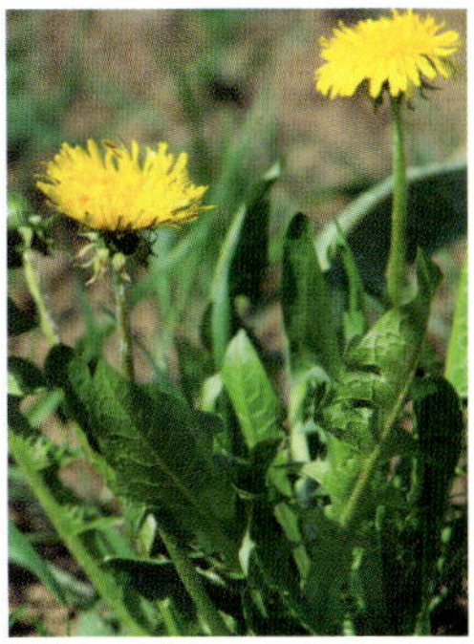

Auch verschiedene Heilpflanzen und Kräutermischungen können die Entsäuerung Ihres Körpers – eine wichtige Voraussetzung für die Normalisierung der Funktion von Leber und Galle – unterstützen.

Hilfreich kann hier zum Beispiel eine Teemischung aus Löwenzahn, Brennnesseln, und Lindenblüten sein. Der Löwenzahn regt die Entgiftung über die Leber an, die Lindenblüten wirken über die Niere

**INFO** **WÄRMENDE WOHLTAT**

**Kräuter-Verwöhn-Tees**
3 Teile Löwenzahnkraut und je 1 Teil Lindenblüten, Melissenblätter und Kamillenblüten mit kochendem Wasser übergießen, maximal 5 Minuten ziehen lassen.

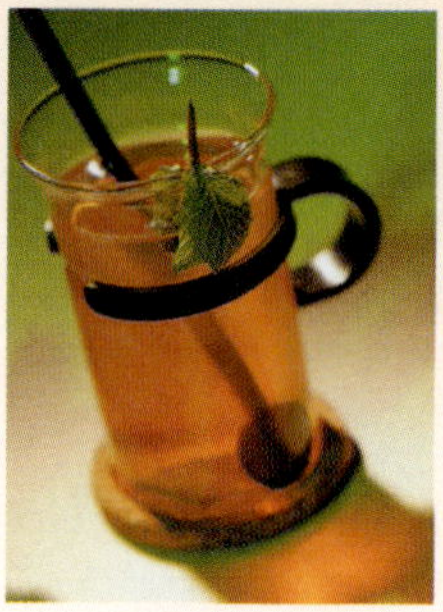

**Entschlackungstee**
Je 2 Teile Fenchel und Anis mit 1 Teil Kümmel mit kochendem Wasser übergießen, 3 bis 5 Minuten ziehen lassen.

**Guten-Morgen-Tee**
Zu gleichen Teilen Birkenblätter, Fenchel, Lindenblüten, Rosmarin und Löwenzahnwurzel mischen, mit kochendem Wasser übergießen, 3 bis 5 Minuten ziehen lassen.

**Anti-Stress-Mischung**
Zu gleichen Teilen Johanniskraut, Hopfenzapfen, Melissenblätter und Orangenblüten mischen, mit kochendem Wasser übergießen, 5 bis 8 Minuten ziehen lassen.

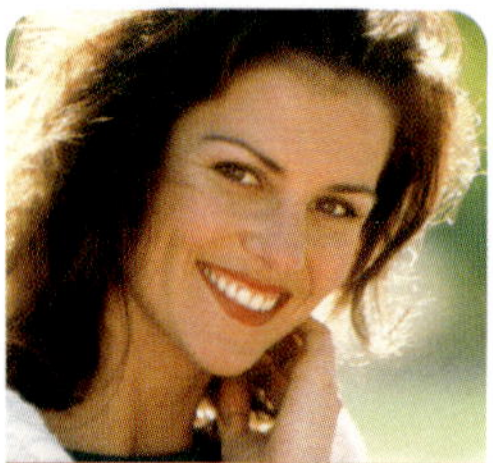

**DAS HILFT!**

**Eine Teemischung aus Löwenzahn, Brennnesseln und Lindenblüten ist ideal, um den Körper zu entgiften.**

und die Brennnessel über die Haut. Für einen Liter Wasser benötigen Sie einen Teelöffel dieser getrockneten Kräuter– mit kochendem Wasser übergießen und 5 Minuten ziehen lassen, fertig. Ideal ist es, wenn Sie mindestens eine Kanne pro Tag davon trinken.

## Leber- und Gallenpflanzen

Es gibt einige Heilpflanzen, die unsere Leber bei ihrer Arbeit unterstützen können. Dazu zählen zum Beispiel:

- **Kurkuma**, dessen Bestandteil, das Kurkumin, entzündliche Vorgänge in den Leberzellen bremst.
- **Kümmel**, der gegen Blähungen wirkt und die Fettverdauung fördert. Kümmeltee vor und nach den Mahlzeiten genossen beispielweise wirkt ausgesprochen verdauungsfördernd.

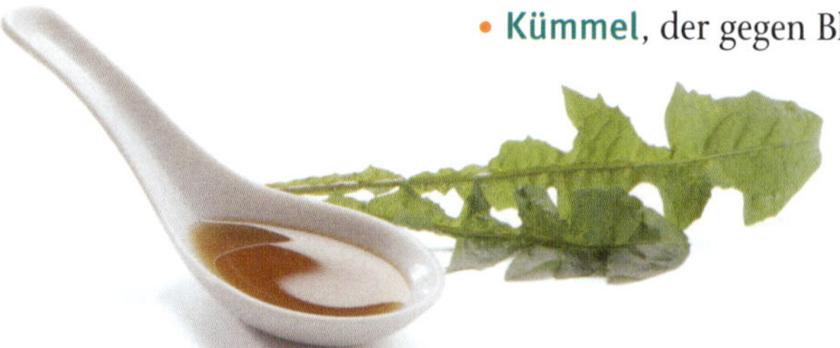

- **Pfefferminze**, der fixe Bestandteil von vielen Leber-Gallen-Teemischungen, der den Gallenfluss verbessert, die Darmmuskulatur entkrampft und gegen Blähungen wirkt.
- **Schöllkraut**, das krampflösend und entspannend für den Verdauungstrakt, und dessen Alkaloid Chelidonin auch die Bildung der Gallenflüssigkeit fördert.

Auch spezielle Zubereitungen aus **Brennnesselkraut, Brennnesselblättern und Mariendiestel** sind beliebter Bestandteil von Teemischungen gegen Galle- und Leberbeschwerden, ebeno wie Artischockenpräparate. Zur Behandlung leichterer Gallenbeschwerden können überdies **javanische Gelbwurz**, **Löwenzahn** und **Erdrauchkraut** hilfreich sein.

## Hilfe aus Fernost

ACHTUNG !

**Die tibetische Medizin kennt eine wirksame pflanzliche Kräuterformel bei Leber- und Galle-Störungen: die Padma Gallwegs-Formel.**
Diese Formel besteht aus 13 pflanzlichen Bestandteilen und Natriumsulfat. Angewendet wird sie bei einer geschwächten Leber-Gallen-Funktion, die konstitutionell bedingt sind oder von einem Leberschaden, zum Beispiel einer durchlittenen Leberentzündung (Hepatitis), herrühren kann.

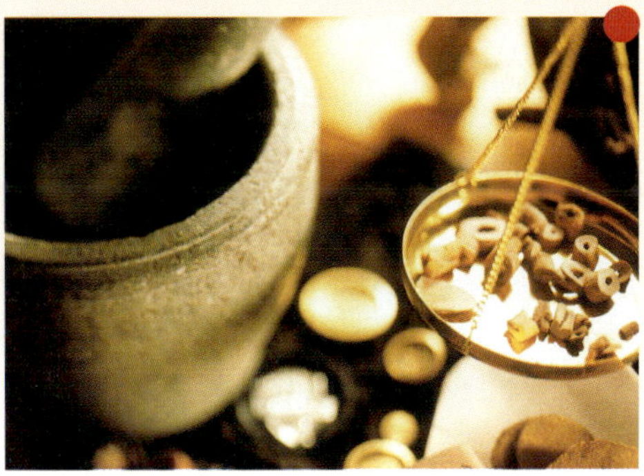

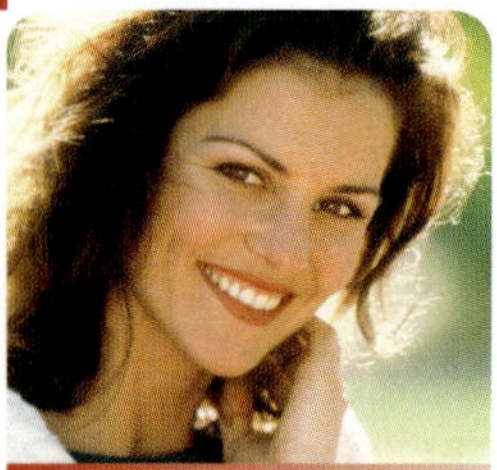

**DAS HILFT!**

Schwitzen in der Sauna. Da rinnt nicht nur der Schweiß, da verlassen zusammen mit ihm auch Säuren unseren Körper.

## Mit äußerlichen Anwendungen entsäuern

Wenn möglich, dann sollten Sie sich zur Unterstützung der Entsäuerung Ihres Körpers immer mal wieder einen Saunabesuch gönnen. Schielen Sie dabei jedoch nicht auf den Gewichtsverlust! In der Sauna schwitzen Sie, verlieren viel Wasser und daher auch Gewicht. Doch das ist schnell wieder da, wenn Sie trinken. Und das sollen Sie nach dem Saunabesuch ausgiebig. Wichtig beim Saunieren ist, dass Sie mit dem Schweiß Säuren aus dem Körper entfernen, also von innen heraus entschlacken.

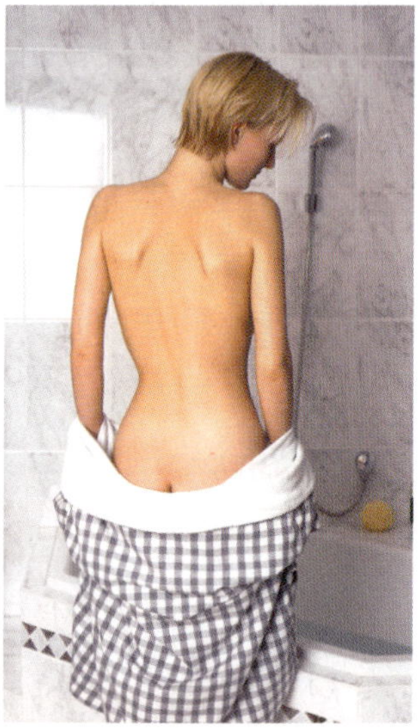

**ACHTUNG** **REGELN FÜR DIE SAUNA**

- Nicht übertreiben. Beginnen Sie mit rund 8 Minuten auf einer der unteren Bänke. Wenn Sie dies gut vertragen, können Sie die Zeit langsam auf 15 Minuten steigern.
- Trinken Sie nicht zwischen den Gängen, das mindert den Entschlackungseffekt.
- Trinken Sie ausgiebig nach der Sauna. Günstig ist Mineralwasser oder eine Mischung im Verhältnis 1:3 aus Apfelsaft und Mineralwasser. So ersetzen Sie die mit Schweiß verloren gegangenen lebenswichtigen Mineralstoffe.
- Kühlen Sie zuerst an der Luft ab, dann unter der Schwallbrause oder im Tauchbad.
- Zwischen den Saunagängen halten Sie immer eine etwa 20-minütige Ruhepause ein, in der Sie sich ausreichend abkühlen sollten.
- Nach dem letzten Saunagang ist noch eine halbe Stunde erholsames Liegen angesagt, bevor Sie wieder in den Alltag starten.
- Essen danach? Am besten eine warme Suppe. Die führt Ihnen die verlorene Flüssigkeit und die ausgeschwitzten Mineralstoffe wieder zu.

## Wickel zum Entgiften

Leber- und Leibwickel wirken nicht nur entspannend, sie entsäuern und entschlacken auch Ihren Körper über die Haut und fördern auf diese Weise sowohl Ihren Kreislauf wie auch Ihre Fitness.

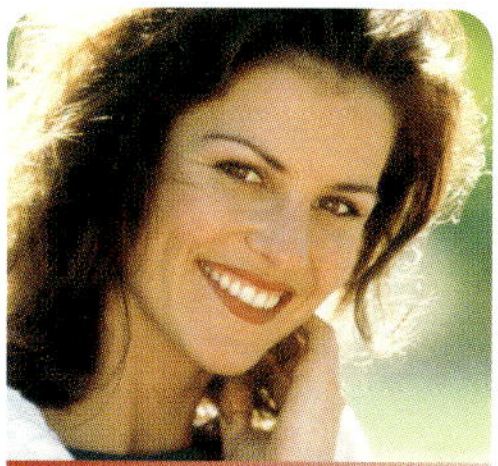

**Das Hilft!**

Wickel wirken entspannend, entsäuernd und entschlackend.

### Leberwickel

Dieser Kneippwickel besteht aus drei Lagen: einem Leintuch, das angefeuchtet wird, einem Baumwoll-(Frottee-)tuch, das darüber geschlagen wird und abschließend einem etwas kleineren Wolltuch, damit der ganze Wickel schön hält.

Am besten ist es, wenn Sie den Leberwickel täglich machen und zwar am besten vor oder nach dem Essen.

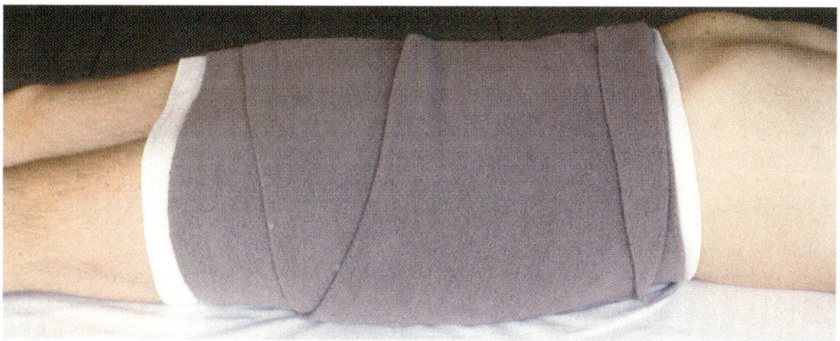

Leberwickel – vor oder nach dem Essen, und das möglichst täglich.

### So machen Sie einen Leberwickel

Den Wickel mit warmem Wasser anfeuchten und glatt unter dem rechten Rippenbogen auf die Haut auflegen. Darüber legen Sie – ebenso glatt – ein Baumwolltuch. Dann das Wolltuch darüber legen.

Größe: Für eine Leberpackung sollte das Paket mindestens die Größe von drei Handbreit haben. Als Wickel reicht die Größe von einer Handbreit oberhalb des Rippenbogens bis in Höhe der Beckenknochen.

## Leibwickel

Der große Bruder des Leberwickels, der Leibwickel, besteht auch aus drei Lagen: zuunterst eine in ein angefeuchtetes Tuch eingewickelte Wärmflasche, ein Baumwolltuch oder großes Saunafrotteetuch, das darüber geschlagen wird, und abschließend darüber ein etwas schmäleres Wolltuch.

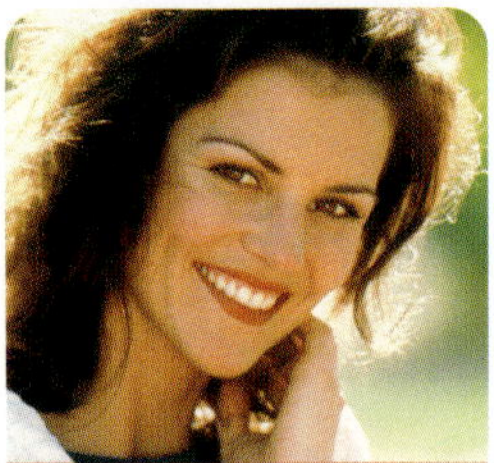

**Das Hilft!**

Der Leibwickel bringt Stoffwechsel und Blutzirkulation auf Trab.

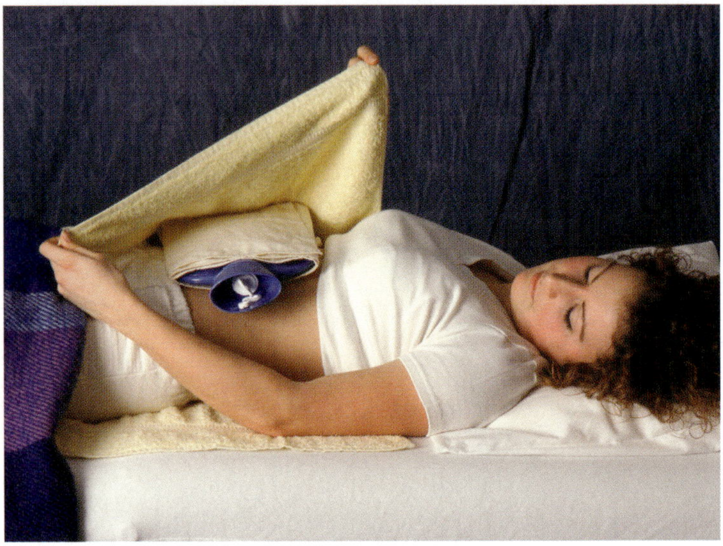

Der Leibwickel regt den Stoffwechsel und die Blutzirkulation stark an. Mehr als ein- bis zweimal pro Woche sollte er jedoch nicht angewendet werden.

**Praxis – So machen Sie einen Leibwickel**

Feuchten Sie ein Leintuch mit kaltem oder warmem Wasser an. Wickeln Sie das Tuch ganz um den Leib, so dass es vom Hals bis zur Leiste reicht. Darüber kommt das Baumwolltuch, dann die Wolldecke. Das sorgt zunächst für kuschelige Wärme.

Der warme Wickel kühlt zunächst etwas ab. Nach spätestens 20 Minuten erwärmt er sich jedoch und lässt Sie schließlich regelrecht dünsten. Diese Wärme sollten Sie dreiviertel bis zwei Stunden aushalten. Ruhen Sie sich anschließend aus.

## Bäder

Wärme wirkt entspannend – zumal dann, wenn sie in Form eines Bades zugeführt wird und Sie als Badezusätze pflanzliche Essenzen verwenden. Beachten Sie dabei: Für den Kreislauf ist es schonender, wenn Sie statt eines Vollbades ein so genanntes Dreiviertelbad machen. Das Wasser, das nicht über 39 °C haben sollte, reicht hierbei nur bis etwa zur Hälfte des Brustkorbs.

Die Badedauer von rund 15 bis 20 Minuten können Sie einmal pro Woche auch auf eine halbe Stunde ausdehnen – so wird daraus ein entsäuerndes Auslaugbad: Geben Sie 2 EL Natriumbikarbonat (aus der Apotheke) oder Kaisers Natron in das Badewasser. Cremen Sie nach dem Bad Ihre Haut wieder gut ein!

**Wichtig**

Wer mit dem Kreislauf Probleme hat, der sollte statt eines Vollbades auf jeden Fall nur ein Dreiviertelbad nehmen.

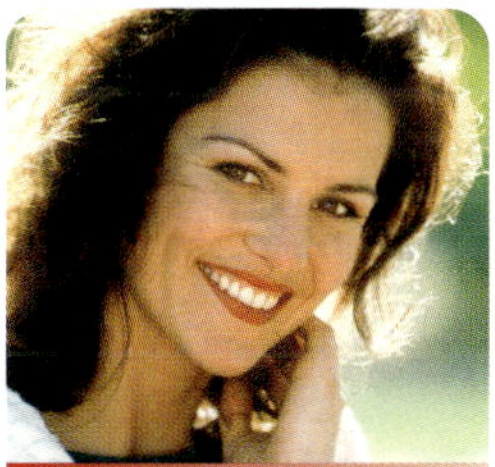

**Das hilft!**

**Entsäuerndes Auslaugbad: 2 EL Natriumbikarbonat oder Kaisers Natron in das Badewasser geben und die Badezeit auf 50 Minuten strecken.**

## Wechselbäder und Wechselgüsse

Wechselwarme Güsse und Bäder steigern die örtliche Durchblutung der jeweiligen Hautregionen. Darüber hinaus beeinflussen sie aber auch die benachbarten Organe.

Ein Armguss beispielsweise spricht auch die Atmung an – und so wird die Lunge als Säureventil angeregt. Knie- und Schenkelguss wirken auf Niere und Blase und beeinflussen auf diese Weise auch das Gleichgewicht von Säure und Base im Körper. Achten Sie aber darauf, sich danach wieder gut aufzuwärmen.

**Güsse und Wechselbäder beeinflussen das Gleichgewicht von Säuren und Basen im Körper.**

### Wechselarmguss

Wir beginnen am rechten Arm: Führen Sie den 36 bis 38 °C warmen Wasserstrahl über den Handrücken an der Außenseite des Armes

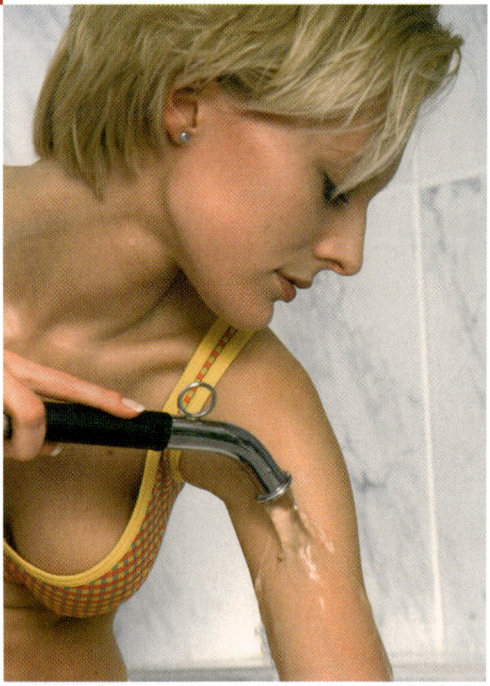

hinauf bis zur Schulter. Dort kurz verweilen und dann an der empfindlicheren Arminnenseite wieder bis zum Handgelenk zurückgehen. In gleicher Weise verfahren Sie anschließend am linken Arm.

Die Haut sollte nun an beiden Armen gut durchblutet und leicht gerötet sein. Die Arme müssen sich warm anfühlen. Erst dann beginnen Sie mit dem Kälteguss.

Für den Kälteguss müssen Sie das Wasser auf etwa 12 °C einstellen. Der Guss wird dann, wie beim Warmguss, zügig durchgeführt: erst am rechten, dann am linken Arm. Danach wiederholen Sie Warm- und Kaltguss an beiden Armen.

Nun sollten Sie sich erfrischt fühlen. Lassen Sie das Wasser auf der Haut von selbst verdunsten. Sie können die Arme ein wenig auspendeln. So erfrischt Sie die Verdunstungskälte auf der Haut noch zusätzlich. Zum Schluss sind beide Arme sehr gut durchblutet und erwärmen sich sofort wieder.

**Wichtig**

Den Wechselarmguss bei Herzbeschwerden, Durchblutungsstörungen und Organschäden des Oberkörpers nur mit Vorsicht anwenden.

## Wechselarmbad

Noch einfacher als der Wechselarmguss ist das Wechselarmbad, denn dafür benötigen Sie nur ein Waschbecken. Der Effekt ist jedoch etwa der gleiche: Auch hier wird durch eine vermehrte Durchblutung auch der feinsten Äderchen eine Entschlackung gefördert.

**Wechselarmgüsse und Wechselarmbad regen die Durchblutung an, die Entschlackung wird gefördert.**

Ziehen Sie sich nicht zu luftig an und sorgen Sie für einen Stuhl, auf dem Sie bequem sitzen können, während Sie Ihre Arme in das Waschbecken halten. Füllen Sie das Waschbecken mit 36 bis 38 °C warmem Wasser, eine Wanne oder idealer Weise ein zweites Waschbecken mit 18 °C kaltem Wasser. Legen Sie nun beide Arme für etwa 5 Minuten in das warme Wasser und entspannen Sie dabei Nacken und Schultern.

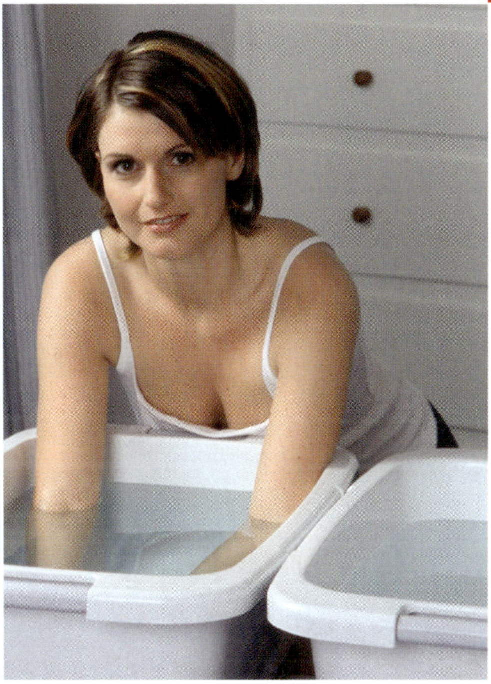

Jetzt die Arme in das kalte Wasser legen. Meistens sind 10 Sekunden ausreichend, bis die Kälte deutlich spürbar wird. Und nun folgt die Wiederholung: wiederum 5 Minuten warmes Armbad, dann 10 Sekunden kaltes Armbad.

Streifen Sie das Wasser ab, ohne sich richtig abzutrocknen. So steigern Sie den Kältereiz und die danach folgende Wärmereaktion des Körpers. Je nach Jahreszeit können Sie auch den kalten oder warmen Anteil des Wechselbades verlängern.

Wenn Sie beim Wechselarmbad Herzklopfen, ein Gefühl der Enge oder Schwindelgefühle bekommen, unterbrechen Sie sofort die Anwendung. Legen Sie sich warm zugedeckt hin, und atmen Sie ruhig und gleichmäßig durch, bis es Ihnen wieder besser geht.

**WICHTIG**

Das Wechselarmbad ist nicht für Sie geeignet, wenn Sie dabei Herzklopfen, ein Gefühl der Enge oder Schwindelgefühle bekommen.

## Schenkelguss

Mit dem Schenkelguss lassen sich deutliche Symptome einer Übersäuerung, wie zum Beispiel die Verstopfung behandeln.

Stellen Sie das rechte Bein in die Dusche oder in die Badewanne (Achtung: Rutschgefahr durch eine Matte ausschließen!). Beginnen Sie vom Fußrücken entlang der Außenseite des Beines an aufwärts bis zur Leiste, den sanften Wasserstrahl erst über den Fuß,

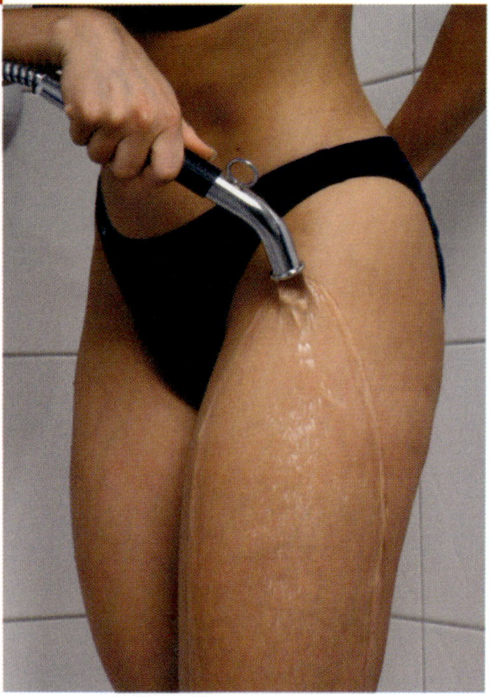

Der Schenkelguss wirkt gut bei einer Verstopfung, die von einer Übersäuerung herrührt.

dann über den Schenkel fließen zu lassen. Die Wassertemperatur sollte 36 bis 38 °C sein. Gehen Sie danach mit dem Wasserstrahl an der Innenseite des Schenkels abwärts von der Leiste wieder bis zum Fußknöchel.

Beginnen Sie nun mit dem linken Bein in der beschriebenen Art. Stellen Sie dabei den rechten Fuß auf einen trockenen Untergrund, so kühlt er nicht so schnell aus, und auch die Rutschgefahr ist geringer.

Nach dem fünf- bis zehnminütigen Wärmeguss sollten beide Beine gut durchblutet und warm sein. Jetzt folgt, wie schon beim Wärmeguss beschrieben, 18 °C kaltes Wasser. Dieses führen Sie allerdings nur ganz kurz bis zur Leiste und wieder zurück, dann wechseln Sie zum linken Bein. Zum Schluss beide Fußsohlen mit kaltem Wasser abgießen. Wiederholen Sie Warm- und Kaltguss und ruhen Sie sich nach dem Schenkelguss aus.

**Wichtig**

Wenn Sie unter Nieren- und Harnwegsinfektionen leiden oder leicht frieren – keinen Schenkelguss durchführen. Auch während der Menstruation ist er nicht empfehlenswert.

## Güsse: ganz individuell anpassen

Die bekannten Kneippschen Güsse stellen insbesondere für den häuslichen Gebrauch eine hervorragende Möglichkeit dar, sich abzuhärten und chronische Beschwerden zu behandeln. Sie alle brauchen nur wenige Minuten Zeit. Alle Güsse zielen auf eine stabilisierende Wirkung im Wärmehaushalt und es werden auch ganz gezielt Organsysteme angesprochen. Die generelle Regel dabei ist: Soviel Wärme wie nötig und soviel Kälte wie möglich. Passen Sie also die Güsse ganz Ihren Bedürfnissen an.

# Die ideale Ernährung – die optimalen Bestandteile

Zur Entlastung der Leber ist es generell wichtig, dass der Verdauungsablauf unterstützt und optimiert wird, das Fett möglichst rasch wieder resorbiert wird und die Aufschließung der Proteine ohne Verzögerung stattfindet.

Wenn es im Darm nicht stimmt, dann hat dies auch Rückwirkungen auf Leber und Galle.

Häufig ist bei Leberproblemen jedoch die Fettverdauung eingeschränkt. Das Fett wird bei der Verdauung nicht zeitgerecht aufgeschlossen und es bildet auf dem Speisebrei im Darm eine Fettschicht, die es wiederum den Enzymen erschwert, das Eiweiß im Darm abzubauen.

Bedeutsam ist es auch, dass die Lebensmittel, die wir zu uns nehmen verträglich sind, keine Verdauungsbeschwerden auslösen und den Verdauungsablauf und die Verhältnisse im Darm möglichst günstig beeinflussen. Denn wie das Darmmilieu beschaffen ist und die Darmfunktion abläuft, das hat Rückwirkungen auf Leber und Galle.

## Wichtig: Ballaststoffe

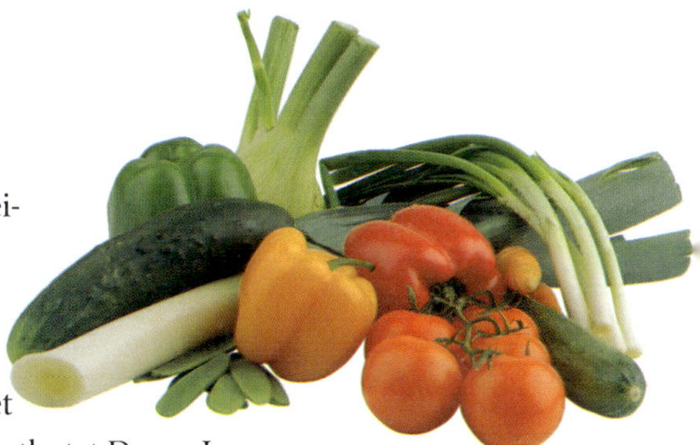

Obst, Gemüse und vollwertiges Getreide haben einen besonderen Vorteil: Sie gehören zu den ballaststoffreichen Nahrungsmitteln. Und derartige Kost hat eine Reihe von Vorzügen. Sie muss länger und intensiver gekaut werden – das bereitet die Nahrung besser für die Verdauung vor und entlastet Darm, Leber und Galle. Durch das Quellvermögen und die Faserstoffe regt die ballaststoffreiche Nahrung die Darmwände zur Arbeit an – die Darmfunktion wird aktiviert.

**ACHTUNG** **REICHLICH BASISCHES**

Essen Sie zum Sattwerden Nahrungsmittel aus dem basischen Bereich: Das heißt vor allem reichlich Obst und Gemüse. Idealerweise sollte es roh oder gedünstet und nicht fettreich angerichtet sein. Bei Getreideprodukten sollten Sie vor allem auf Vollkornbrot, Vollkornteigwaren oder naturbelassene Getreidesorten setzen.

Nicht zuletzt trägt diese Kostform auch zur Senkung des Cholesterinspiegels bei. Denn die freien Gallensäuren binden sich im Darm an die Ballaststoffe und werden dann auf natürliche Weise mit dem Stuhl ausgeschieden. Dadurch wird verhindert, dass viel freie Gallensäure zur Leber zurücktransportiert und dort als Cholesterin neu produziert wird.

**WICHTIG**

Bereits ein Eidotter enthält etwa die Cholesterinmenge, die pro Tag nicht überschritten werden sollte. Das Frühstücksei sollte also die Ausnahme sein.

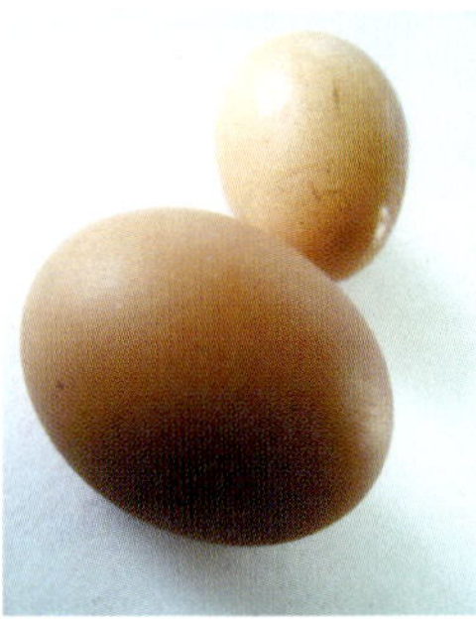

## Vermeiden: Säurebildner und Fett

**Mageres Geflügel, Fleisch oder Fisch** können Sie gemeinsam mit reichlich Basenspendern durchaus zwei- bis dreimal pro Woche genießen. Ihr Körper braucht das darin enthaltene Eiweiß.

**Fleisch und Wurst:** Eine fettreiche Ernährung und Übergewicht können zur Leberverfettung beitragen. Verzichten Sie daher im Idealfall auf Wurst, denn sie enthält besonders viel Fett. Ziehen Sie mageres Fleisch wie Huhn oder mageres Rind, fetten Fleischstücken vor. Wenig empfehlenswert sind auch Speck, Gans, Sülzen und Pasteten oder Blut- und Leberwurst.

**Paniertes oder scharf gebratenes Fleisch** ist nicht nur fettreicher, sondern auch schwerer verdaulich. Raffinierte Öle und Fette sollten Sie zur Entlastung der Leber vermeiden, da sie nur schwer verdaut werden können.

**Fisch:** Regelmäßig sollte Fisch auf Ihrem Speiseplan stehen – greifen Sie zu fettarmen Sorten wie Schellfisch, Rotbarsch, Seelachs, Scholle oder Kabeljau. Hering, Karpfen, Aal, Makrele oder Ölsardinen sind nicht so gut, da sehr fett. Und denken Sie daran: Gekocht und gedünstet ist Fisch am gesündesten.

**PFLANZLICHE FETTE** — **INFO**

Viel besser als tierische Fette sind pflanzliche Fette wie Sonnenblumenöl, Rapsöl, Olivenöl oder Maiskeimöl, sie haben einen hohen Anteil an ungesättigten Fettsäuren.

**Backwaren und Käse:** Wegen ihrer schweren Verdaubarkeit, sind frische Brote, süße und fette Backwaren ebenso ungünstig für Leber und Galle wie scharfe oder fette Käsesorten und stark gewürzte Käsezubereitungen.

## Viel und richtig trinken

Trinken Sie drei bis fünf Liter Mineralwasser oder Kräutertee pro Tag, aber möglichst wenig Kaffee oder Schwarztee, denn diese führen zur Säurebildung. Weniger säuernd und dennoch etwas anregend, sind Mate und grüner Tee.

Auch auf zuckerhaltige Limonaden sollten Sie verzichten. Und bei Alkohol müssen Sie bei Leberbeschwerden natürlich – je nach Schweregrad Ihrer Erkrankung – besonders zurückhaltend sein oder besser noch ganz darauf verzichten. Denn er belastet die ohnehin schon beeinträchtigte Leber massiv, da er ihr zusätzliche Entgiftungsaufgaben aufhalst.

## Vorsicht mit Zucker und Salz

Wichtig ist es generell bei Leber- und Gallebeschwerden, dass die Nährstoffzufuhr ausgeglichen bleibt. Durch die Einschränkung Ih-

**Komplexe Kohlenhydrate, die vor allem in Vollkornprodukten und im Gemüse enthalten sind, helfen, Leber- und Gallenproblemen entgegenzuwirken.**

res Zuckerkonsums können Gärungsprozesse vermieden werden. Viel Zuckerkonsum begünstigt außerdem – über den ansteigenden Insulinspiegel hinaus – auch eine gesteigerte Fett- bzw. Triglyzeridproduktion in der Leber.

Viel günstiger als schnell ins Blut übergehender Zucker sind die so genannten komplexen Kohlenhydrate, wie sie vor allem in Vollkornprodukten oder im Gemüse enthalten sind. Dabei werden auch viele Ballaststoffe mitgeliefert, die den Blutzuckeranstieg bremsen und den Cholesterinspiegel senken helfen, indem sie im Darm Gallensäure binden und daran hindern, zur Leber zurückzukehren.

Bei schweren Lebererkrankungen besteht ein gewisses Risiko, dass es früher oder später zu Wasseransammlungen im Körper kommt. Um dem vorzubeugen, ist eine Kochsalzbeschränkung sinnvoll, bindet Salz das Wasser an sich.

Dies bedeutet nun aber nicht, dass Sie nur beim Kochen weniger Salz verwenden sollen, sondern Sie sollten auch vorsichtig sein bei salzhaltigen Nahrungsmitteln. Dazu gehören unter anderem Dosengerichte, Schinken, Dauerwurst, Packungssoßen, natriumreiche Mineralwässer und Salzgebäck. Denken Sie vor allem an die ver-

## ACHTUNG – SNACKS – DIE GROSSE VERLOCKUNG

**Schnellimbiss-Restaurants, Würstchenbuden, Pizzaverkäufer und Kioske: Fastfood und Snacks sind nicht nur bei Jugendlichen äußerst beliebt.**

Auch all denjenigen, die „knapp an Zeit sind“ um eine richtige Mahlzeit zu essen, dienen sie nicht selten als verlockende Alternative. Doch von zu stark gewürztem Fastfood, Currywurst, stark Gesalzenem wie Pommes frites oder sehr Süßem, essen wir automatisch zu viel.

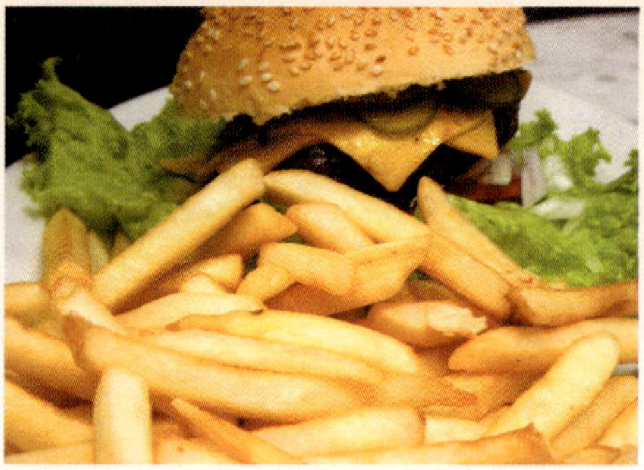

steckten Salze. Sie können wunderbar mit Kräutern und Gewürzen würzen statt mit Salz, das Sie nach einer kurzen Umstellungsdauer sicherlich nicht mehr vermissen werden.

**Würzen mit Kräutern und Gewürzen statt mit Salz, das hilft die Salzaufnahme zu reduzieren.**

## Lebensmittel, die Sie sich gönnen sollten

Generell gilt zwar bei Leber- und Gallenproblemen: Fettige Speisen möglichst meiden. Aber Fett ist nicht gleich Fett. Fett aus pflanzlichen Quellen und mit mehrfach ungesättigten Fettsäuren sind eine wichtige Energiequelle. Verwenden Sie daher möglichst keine raffinierten, sondern kaltgepresste Öle wie Oliven-, Distel- oder Weizenkeimöl mit einem hohen Gehalt an ungesättigten Fettsäuren. Erhitzen sie das Öl möglichst nicht über 60 Grad, um die wertvollen ungesättigten Fettsäuren zu erhalten.

**Fett aus pflanzlichen Quellen und mit mehrfach ungesättigten Fettsäuren sind eine wichtige Energiequelle: Oliven-, Distel-, Weizenkeimöl.**

**WICHTIG**

Frischkost ist gut. Zu grobe Rohkost kann aber schwer verdaulich sein, sie sollte daher zerkleinert, gerieben oder püriert werden.

### Viel Frischkost und Gemüse

Bei Leber- und Gallenbeschwerden sollten Sie sich möglichst viel Frischkost gönnen – dabei sind unter anderem auch Gemüsesäfte erlaubt. Auf grobe Rohkost, die schwer verdaulich sein kann, sollten Sie allerdings verzichten. Besser ist pflanzliche Frischkost in bekömmlichen Zubereitungsformen: Rohkost zerkleinert, gerieben, oder püriert, Rohgemüse als Saft, frisch gerieben, zart gedünstet, zarte Blattsalate.

Ungünstig bei Leber- und Gallenbeschwerden sind auch grobe Gemüse wie Kohl, Wirsing und Blumenkohl und der eher schwer verdauliche Lauch.

Kaufen Sie möglichst Produkte aus biologischem Anbau ein, denn das gibt Ihnen eine

**FRISCHE ZÄHLT**

Verwenden Sie möglichst frische Zutaten: Hier sind noch fast alle Nährstoffe enthalten und Sie können darüber hinaus die Leber vor Schimmelpilzen schützen, deren Gifte für eine angegriffene Leber besonders gefährlich sind.

gewisse Sicherheit, dass Ihre Leber so weniger Schadstoffe verarbeiten muss. Meiden Sie möglichst Zusatzstoffe und Konservierungsmittel, denn auch die belasten die Leber. Verzichten Sie also weitgehend auf Fertigprodukte und Konserven.

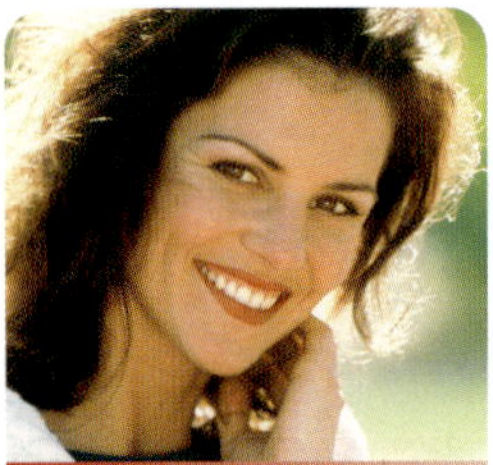

**Das Hilft!**

Der Apfel ist ein regelrechtes Leberobst und auch die Aprikose hat es in sich. Als besonders leberfreundlich gelten Heidelbeeren, Himbeeren und Erdbeeren, schwarze Johannisbeeren, Preiselbeeren und Schlehen.

## Leberfreundliches Obst

Obst ist bei Lebererkrankungen sehr wichtig. Zu einer ausgewogenen Ernährung gehört es unbedingt dazu. Als gut verträgliches Obst hat sich süßes Obst herausgestellt – weder überreifes noch unreifes Obst. Greifen Sie im Laden möglichst zu Obst, das aus unseren Regionen und weniger aus großen Treibhäusern und Monokulturen kommt.

Mit seinen Karotinoiden, ungesättigten Fettsäuren und viel Magnesium ist der **Apfel** ein regelrechtes Leberobst. Auch die **Aprikose** ist ein wahres Allroundtalent für den ganzen Körper. Kein anderes in unseren Breiten wachsendes Obst liefert so viel Betacarotin wie die Aprikose, was die Zellen – auch die Leberzellen – besonders abwehrstark macht. Das schmackhafte Steinobst enthält viele Vitalstoffe wie Karotinoide, Quercetin und Salizylsäure, und hat einen hohen Gehalt an den Mineralstoffen Kalzium, Phosphor und Eisen und am Vitamin Niacin, das den Fettstoffwechsel unterstützt. Auch die Pantothensäure in der Aprikose regt den Fettstoffwechsel an.

Auch **Zitronen** und **Grapefruits** sind günstig: Sie regen die Magenschleimhaut zur Bildung von Enzymen an, die ebenfalls die Leber entlasten, weil sie den Fettabbau unterstützen. Als besonders leberfreundliche Früchte gelten auch **Heidelbeeren**, **Himbeeren** und **Erdbeeren**, **schwarze Johannisbeeren**, **Preiselbeeren** und **Schlehen**.

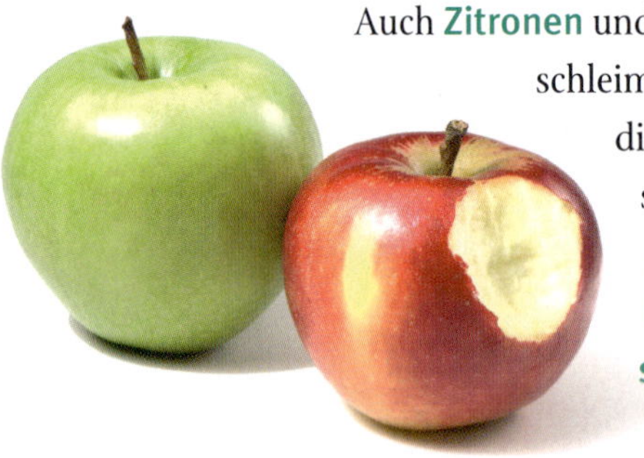

## Gesundes Gemüse

Viel Gemüse essen, das ist bei Leber- und Gallenproblemen besonders wichtig und ratsam. Allerdings kann es passieren, dass Hülsenfrüchte, Bohnen und Lauchgemüse sehr blähen. In diesem Fall ist es dann natürlich sinnvoll, deren Gebrauch einzuschränken. Auch gewisse andere Gemüsesorten sind erfahrungsgemäß bei Leberbeschwerden schwer verträglich, wie Sauerampfer, Sauerkraut, Schwarzwurzeln oder rohe Gurken. Tomaten sollten möglichst vollreif gegessen werden.

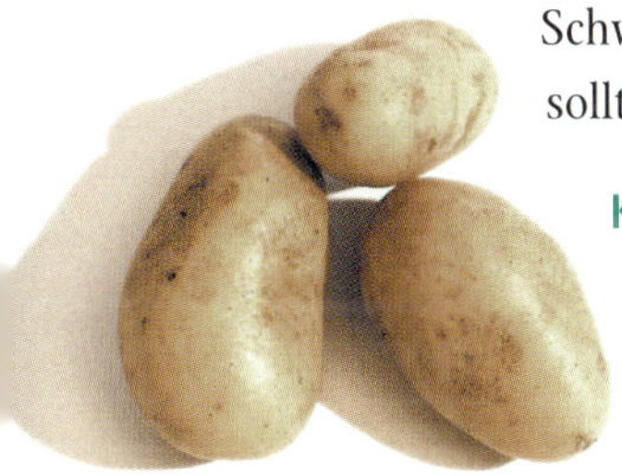

**Kartoffeln** sind nicht nur wunderbare Basenlieferanten, sondern generell bei einer Leber-Galle-Diät hervorragende und wohlschmeckende Sattmacher. Vorausgesetzt, Sie vermeiden fettreiche Zubereitungsformen wie Pommes frites, Kartoffelsalat mit Majonäse, Kartoffelpuffer oder Bratkartoffeln und entscheiden sich für Pellkartoffeln oder Ofenkartoffeln. In diesem Fall nehmen Sie weder Cholesterin noch Fett zu sich, aber dafür jede Menge Vitamine und Mineralstoffe und unterstützen zudem auch den Fettstoffwechsel. Noch stärker gilt das übrigens für eine ähnliche, in unseren Breiten leider etwas in Vergessenheit geratene Knolle – nämlich Topinambur.

**Die Petersilie** ist ein weiteres leberfreundliches Gemüse. Sie enthält viel ätherisches Öl, das auch für die entwässernde und entschlackende Wirkung des beliebten Küchengemüses und -krauts verantwortlich ist. Das Petersilienkraut ist besonders reich an Vitamin C und Kalium, daneben enthält es wertvolle sekundäre Pflanzeninhaltstoffe wie Flavonoide und Cumarine. Petersilie ist auch reich an den Vitaminen A, $B_1$, $B_2$ und E und enthält viel Magnesium und Eisen. Die Inhaltsstoffe sowohl des Krauts als auch der Wurzel, unterstützen überdies das Verdauungssystem in seiner Arbeit und machen somit auch schwere Speisen bekömmlicher.

### Wichtig

Gemüse ist gesund. Eine angeschlagene Leber kann sich jedoch mit Sauerampfer, Sauerkraut, Schwarzwurzeln oder rohe Gurken und Tomaten eventuell schwer tun. Deshalb vorsichtig probieren.

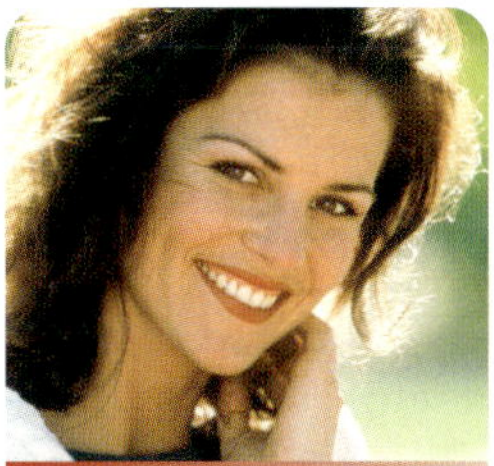

### Das hilft!

Kartoffeln sind wunderbare Basenlieferanten und eignen sich hervorragend bei einer Leber-Galle-Diät.

Petersilie entschlackt, entwässert und bringt auch das Verdauungssystem auf Trab.

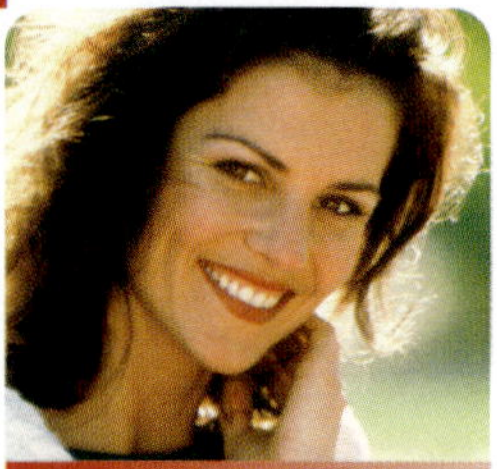

**Das Hilft!**

**Artischocke schützt die Leberzellen, regt den Gallenfluss an und fördert den Fettabbau.**

**Auch Rettich,** ob als Saft, als Salat oder einfach roh gegessen ist ein aromatisches Gemüse, das sehr gut tut.

**Artischocken** gelten als klassisches Lebergemüse, denn neben Vitaminen, Eisen und Magnesium enthalten sie besonders viel Zynarin, das den Gallenfluss anregt und den Fettabbau fördert. Es hemmt das schädliche LDL-Cholesterin. Zusätzlich zielt es direkt auf die Leberzellen, schützt sie und hilft ihnen dabei, sich zu regenerieren.

**Grünkohl** galt lange Zeit als besonders schwer verdaulich. Zu unrecht, wie Experten heute meinen, denn dieses Problem lag wohl vor allem an der üblicherweise sehr ungesunden traditionellen Zubereitung mit viel Schweineschmalz. Fettarm zubereitet ist Grünkohl gesund, weil er viele Vitamine, Spurenelemente und Mineralstoffe enthält und Blutfettwerte senkt – womit er auch die Leber entlastet.

**Möhren** enthalten nicht nur eine ganze Menge von gesundheitsfördernden Biostoffen, sondern auch große Mengen des Spurenelements Selen, das in der Lage ist, Giftstoffe wie Quecksilber oder Kadmium zu binden und damit die Leber in ihrer Entgiftungsfunktion massiv entlastet.

**Die Bitterstoffe im Spargel regen die Gallentätigkeit und die Wasserausscheidung an – letzteres bringt eine Blutdruckentlastung mit sich.**

**Auch der Spargel** unterstützt mit seinen Bitterstoffen den Leber-Gallentrakt: Sie regen nicht nur die Gallentätigkeit sondern auch die Wasserausscheidung an und sorgen damit für eine Blutdruckentlastung. So sorgt der Spargel auch dafür, dass Schlacken und Giftstoffe aus dem Körper entsorgt werden und unterstützt damit die Leber. Das gilt übrigens auch für Zucchini: Sie fördern die Entwässerung und Entschlackung, binden Gifte und führen sie ab.

**Zwiebeln** enthalten nicht nur viele Vitamine, Mineralstoffe und die bioaktiven Flavonoide, sondern auch einen viel höheren Anteil an Querzetin als andere Gemüse. Dieser Biostoff senkt die Blutfettwerte, macht das Blut dünnflüssiger und verbessert auf diese Weise die Funktion der Leber.

**Der Saft von Mohrrüben, Rüben, Gurke, Spinat, Sellerie, Weizengras und Petersilie** kann unterstützend zur Reinigung der Leber benutzt werden.

## Gute Fette

Eine Reihe von Untersuchungen haben gezeigt, dass Olivenöl die Fettverdauung unterstützen kann. Außerdem enthält Olivenöl auch Omega-6- und Omega-3-Fettsäuren, die für die Funktionsfähigkeit der Zellwände eine besonders wichtige Rolle spielen.

Ein oder zwei Esslöffel Olivenöl, abends vor dem Schlafengehen oder morgens auf nüchternen Magen eingenommen, gelten als hervorragendes Hausmittel gegen Verstopfung. Dies wohl auch deshalb, weil hochwertiges Olivenöl aufgrund seiner Zusammensetzung von unseren Verdauungsorganen besonders leicht aufzuspalten ist. Ebenso ist es ein hervorragendes Mittel zur Anregung des Gallenflusses. Sie sollten darauf achten, gutes Öl zu kaufen, also die erste Pressung, möglichst nativ belassen. Gute Olivenöle stammen beispielsweise aus Apulien oder von der griechischen Insel Kreta.

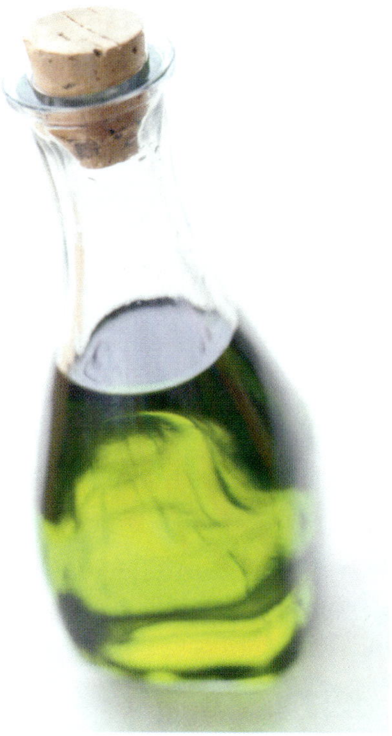

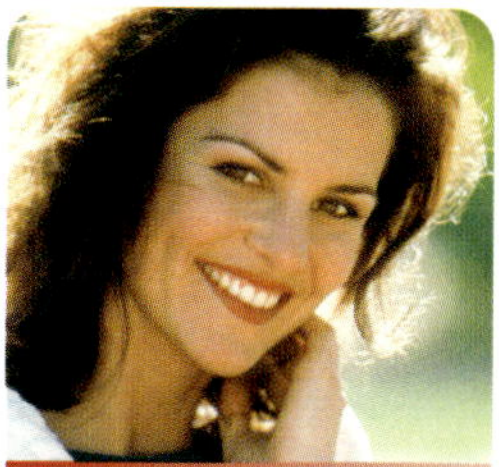

**Das Hilft!**

**Olivenöl ist ein gutes Mittel gegen Verstopfung und es regt den Gallenfluss an und unterstützt die Fettverdauung.**

## Unverträglichkeiten

**WICHTIG**

Auch eine Ernährung, die sich an der Säure-Basen-Balance orientiert, kann zu individuellen Unverträglichkeiten führen.

Vorsicht: Gesundes ist nicht immer gesund. Auch eine ausgewogene, an der Säure-Basen-Balance orientierte Ernährung kann bei Ihnen zu individuellen Unverträglichkeiten führen. Wir müssen uns von der Vorstellung lösen, dass Lebensmittel oder deren Bausteine grundsätzlich schädlich oder nützlich für den Körper sind.

Ein „gesunder" Stoff, der dem Körper zur falschen Zeit oder in der falschen Dosis angeboten wird, kann unter Umständen mehr schaden als nützen. Zum Beispiel das lebensnotwendige Eiweiß: Es ist zwar absolut wichtig, weil es dem Körper wichtige Bausteine liefert. Auf das Übermaß, in dem es heute oft genossen wird, ist unser Organismus jedoch nicht eingerichtet. Kann unser Organismus das Eiweiß nicht ausreichend verdauen, so kommt es im Darm zu Fäulnis. Die dabei entstehenden Gifte gelangen – besonders bei einem überlasteten Darm – in den Blutstrom und können sich im ganzen Organismus schädlich auswirken.

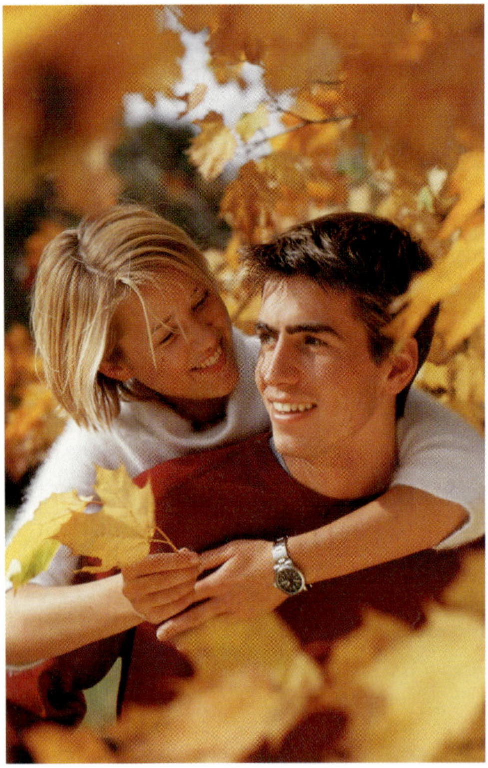

## Pflanzliche Frischkost

Pflanzliche Frischkost ist nicht immer und für jeden Menschen gesund – auch wenn das oft so propagiert wird –, denn die Verdauungsleistung kann durch die Gärung der pflanzlichen Faserstoffe im Darm überfordert werden. Bei einer unkontrollierten Gärung im Darm entstehen Fuselalkohole wie Methanol oder Propanol, die hochgiftig sind. Auch sie gelangen in den Blutstrom, gefährden das Wohlbefinden und beeinträchtigen die Gesundheit. Diese Fäulnis- und Gärungsprozesse laufen nicht immer ab, sondern dann, wenn der Organismus durch ein Überangebot überfordert wird. Das kann auch generell für vollwertige Nahrung gelten: Manche Menschen reagieren auf zu viel Vollwertkost mit Blähungen oder Darmreizungen.

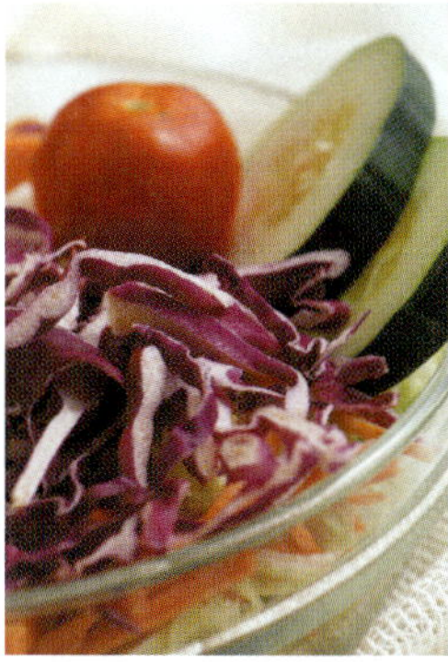

Wer wie viel wovon verträgt, ist eine sehr individuelle Sache. Sie müssen selbst lernen und beobachten, wann sie welche Mengen vertragen. Der Körper gibt ihnen die Signale.

## Allergien und Unverträglichkeiten

**Achtung!**

**Haben Sie den Verdacht, dass Sie auf bestimmte Nahrungsmittel mit Allergien oder Unverträglichkeiten reagieren, dann sollten Sie die entsprechenden Nahrungsbestandteile in Zukunft weglassen und möglichst auch beim Arzt einen Test machen lassen. Wenn Ihr Darm nämlich immer wieder mit Stoffen in Berührung kommt, die bei Ihnen Allergien oder Unverträglichkeiten auslösen, kann sich die Darmflora nicht erholen und Ihr Immunsystem wird ständig unnötig belastet.**

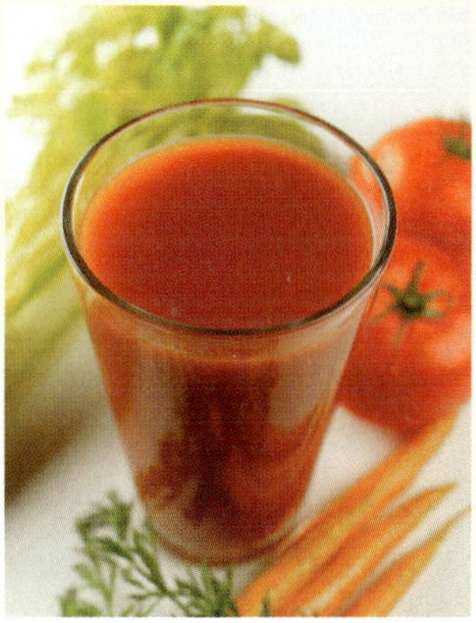

Besonders verbreitet sind Allergien und Unverträglichkeiten gegen Milcheiweiß, Weizen, Nüsse, Möhren oder Tomaten. Auch Überempfindlichkeiten gegen viele Nahrungsmittelzusätze wie Konservierungsmittel, Farb- oder Aromastoffe treten immer häufiger auf.

Wenn die Lebensmittel auf Ihrem Speiseplan immer frisch und ohne solche Zusatzstoffe sind, dann dürften derartige Unverträglichkeiten in Zukunft jedoch keine Rolle mehr spielen.

# Die ideale Ernährung – so essen Sie gesund

Bei einer Säure-Basen-Diät werden die Gerichte sehr ausgewogen zusammengestellt. Sie enthalten alle notwendigen und wichtigen Nährstoffe und laden Sie dazu ein, das Essen wirklich zu genießen. Dabei wird auch großer Wert auf die Esstechnik gelegt, damit sich Ihr Sättigungsgefühl früher einstellt. Denn eine Reihe von Leberstörungen sind bekanntlich auch mit Übergewicht verbunden: Sie sollten also auch darauf achten, nicht zu viel zu essen.

**INFO** **DER SÄTTIGUNGSREFLEX**

**Über Ihren ganz individuellen Energiebedarf, der von Tag zu Tag schwankt, gibt Ihr Sättigungsreflex Auskunft – er stellt sich etwa eine Viertelstunde nach den ersten Bissen ein.** Leider ist er jedoch oft durch ungünstige Ernährungsgewohnheiten verschüttet, kann aber von Ihnen wieder wahrgenommen werden. Deshalb: Je länger Sie also einen jeden Bissen genießen, um so weniger werden Sie essen und umso leichter nehmen Sie ab. Langsames Essen und intensives Kauen helfen Ihnen zu spüren, wann Sie genug haben.

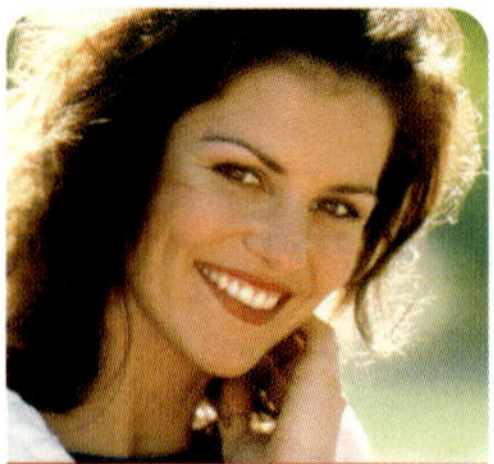

**DAS HILFT!**

Nur essen, wenn man wirklich Hunger hat, das schützt den Körper vor einer Überlastung.

## Kein Essen ohne Hunger

Essen sollte keine Gewohnheit sein, sondern die richtige und wohltuende Reaktion auf ein Hungergefühl. Mangelnder Appetit ist eine Schutzfunktion des Körpers, die ihn vor Überlastung bewahrt. Zu einer solchen Überlastung kommt es beispielsweise, wenn der Bauch schon voll ist, oder auch, wenn der Körper sich wichtigeren Aufgaben widmen muss, die seine Energie voll beanspruchen – so etwa bei Erkrankungen. Sie werden es bald bemerken: Ist die Säure-Basen-Balance im Lot, dann spüren Sie auch Ihr natürliches Hungergefühl wieder viel besser – und können es genießen.

## Gesund und gut: ein ausgiebiges Frühstück

Ihr Stoffwechsel wird gut ausgelastet, wenn Sie sich ein Frühstück in Ruhe gönnen. Sind Sie ein ausgesprochener Frühstücksmuffel, dann sollten Sie sich ein gesundes zweites Frühstück für unterwegs mitnehmen. Denn sonst stellt sich irgendwann der Heißhunger ein – mit der Gefahr, dass Sie dann zu Snacks greifen, die Ihrer Leber und Galle gar nicht gut tun.

**WICHTIG**

Heißhunger vermeiden, denn sonst greift man zu Snacks oder sonstigem Fastfood, das nicht gut ist bei Leber- und Gallenproblemen.

## Nehmen Sie sich Zeit für das Mittagessen

Viele Menschen fühlen sich mittags gestresst oder haben an ihrem Arbeitsplatz keine Möglichkeit, essen zu gehen. Deshalb fällt mittags eine vollständige Mahlzeit oft aus, und manch` einer glaubt vielleicht auch, nach dem Essen würde er müde werden und könnte nicht mehr konzentriert arbeiten. Bei einem abwechslungsreichen, leichten Mittagessen, das Sie sich ja durchaus auch mit zur Arbeit nehmen können, ist dies jedoch nicht der Fall.

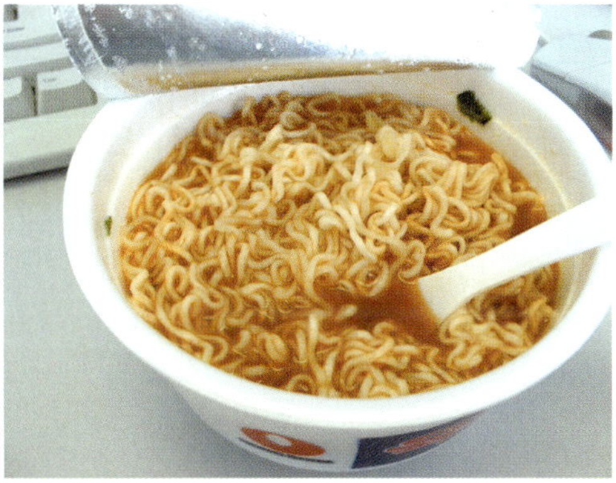

Leider sieht der Büroalltag meist ziemlich trist aus. Dabei gilt: Ein leichtes, abwechslungsreiches Mittagessen macht weder müde noch schadet es der Konzentration.

Nehmen Sie die größte Mahlzeit des Tages nach Möglichkeit immer am Mittag ein. Das kann auch ein großer Salat sein oder ein Sandwich zusammen mit Säften. Sie können Ihr Mittagessen jedoch auch auf mittags und nachmittags verteilen, sofern es dann nicht zur Hälfte aus Kuchen, Schlagsahne und Kaffee besteht.

Abends allerdings sollten Sie nur noch eine kleine Mahlzeit essen, die möglichst leicht verdaulich ist. Ihr Körper belohnt Sie mit einem guten, erholsamen Schlaf und Sie wachen erfrischt auf.

## Lassen Sie sich Zeit zum Genießen

Suppe als Vorspeise: Das wärmt, entspannt und regt die Verdauung an.

Wenn Sie nicht in Ruhe essen, dann schmecken Sie das Essen kaum und spüren auch Ihr Sättigungsgefühl nicht. Sie essen also viel mehr, als Ihnen gut tut und als Sie eigentlich essen wollten. Setzen Sie sich nie gestresst an den Tisch, sondern ruhen Sie sich vor der Mahlzeit möglichst etwas aus. So geben Sie Ihren Verdauungsorganen die Zeit, die sie brauchen, um sich auf ihre Arbeit einzustimmen. Der Vorbereitung der Mahlzeit dient auch die Suppe als Vorspeise: Sie wärmt, entspannt und regt die Verdauungsdrüsen an.

**INFO** **GRÜNDLICH KAUEN**

Genießen Sie Ihr Essen und kauen Sie gründlich. Sie werden erstaunt bemerken, dass Sie sich nach etwa 15 Minuten satt fühlen – ein Gefühl, das weniger von der Menge als vielmehr von der Dauer Ihrer Mahlzeit abhängt. Und: Die Verdauung der Nahrung beginnt bereits im Mund, denn auch der Speichel enthält Verdauungsenzyme.

Gründliches Kauen lässt nicht nur den Eigengeschmack der Speisen besser zur Geltung kommen, es nimmt den Verdauungsorganen außerdem eine Menge Arbeit ab, weil der gut gekaute Speisebrei den Verdauungssäften dann eine größere Angriffsfläche bietet. Lassen Sie sich also Zeit mit dem Kauen und Sie werden auch schneller satt.

## Nicht ablenken lassen

Lassen Sie sich beim Essen durch nichts ablenken (keine Zeitung, kein Fernsehen)! Sonst gelingt weder das gründliche Kauen noch verspüren Sie Ihr Sättigungsgefühl. Wichtig auch: Beenden Sie die Mahlzeit, sobald Sie satt sind.

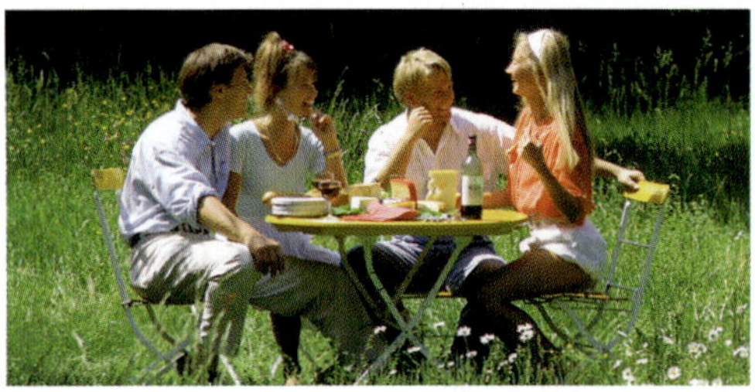

Sind Sie müde und abgespannt oder haben Sie keine Gelegenheit, in Ruhe zu essen, dann verschieben Sie die Mahlzeit. Schonen Sie Ihren Verdauungstrakt und Ihren Stoffwechsel. Entspannen Sie erst mal und essen Sie dann, wenn Sie ausgeruht sind.

**Lieber das Essen etwas verschieben, als gestresst zu essen. Beim Essen sollten Sie entspannen und ausgeruht sein.**

## Beim Essen nicht trinken

Auch wenn es zu einer richtigen Gewohnheit wurde – es ist ungünstig, direkt zu den Mahlzeiten zu trinken. Denn wenn die Bissen durch Flüssigkeit gewissermaßen gleitfähiger gemacht werden, kauen Sie unwillkürlich nicht genug. Trinken während der Mahlzeit verdünnt auch die Verdauungssäfte. Trinken Sie also besser vor dem Essen – das nimmt auch den Hunger – oder erst danach.

**WICHTIG**

Trinken zum Essen, das hält vom richtigen Kauen ab. Deshalb: Vor oder nach den Mahlzeiten trinken.

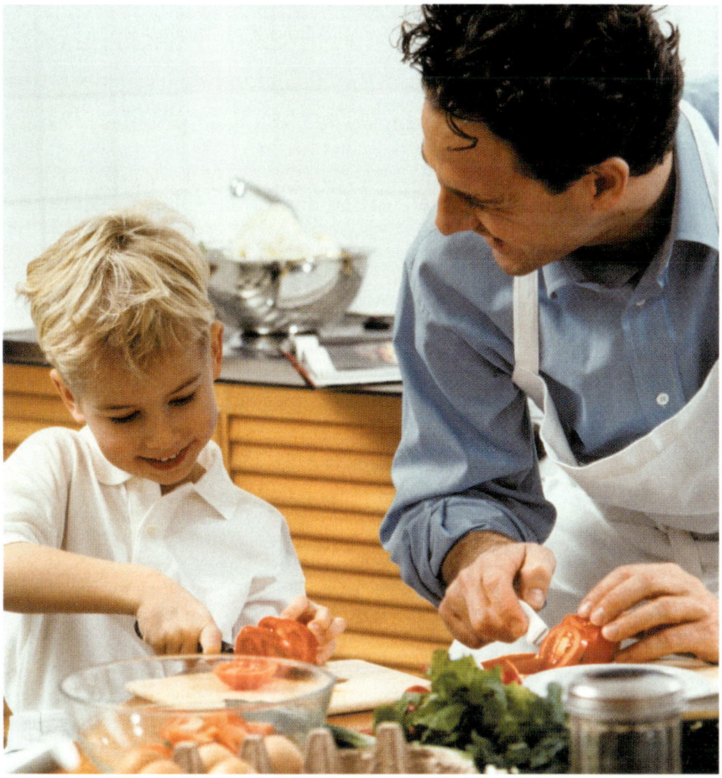

## Obst und Rohkost – aber früh

**WICHTIG**

Obst und Rohkost nicht am Abend essen: So vermeiden Sie Blähungen und die Bildung giftiger Alkohole im Darm.

Der Dünndarm bringt seine besten Leistungen am Morgen, mittags und in den frühen Nachmittagsstunden. Wenn Sie nun am Abend noch Obst oder Rohkost essen, gibt er viel davon unverarbeitet an den Dickdarm weiter. Die Darmbakterien bewältigen dann dieses Überangebot an Faserstoffen nur durch Vergären – das kann nicht nur zu unangenehmen Blähungen führen, sondern es entstehen auch giftige Fuselalkohole.

## Nicht zu spät essen

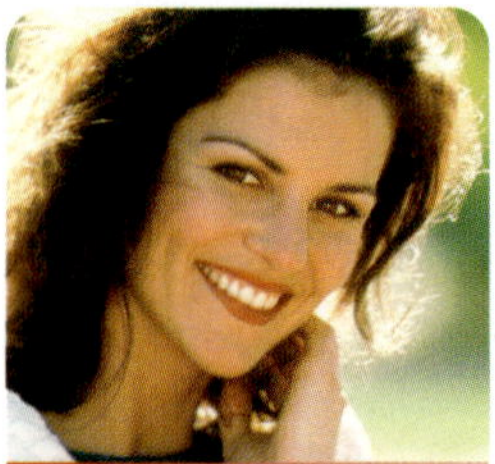

**DAS HILFT!**

**Morgenmuffel und „Spätesser"? Dann versuchen Sie doch einmal, Ihre letzte Mahlzeit bis spätestens drei Stunden vor dem Schlafengehen einzunehmen.**

Versuchen Sie, wann immer das möglich ist, die Abendmahlzeit bis spätestens drei Stunden vor dem Schlafengehen einzunehmen, denn dann kann Ihr Verdauungssystem das Abendessen auch noch richtig verarbeiten. Ansonsten liegt ihnen die späte Mahlzeit sprichwörtlich im Magen und überfordert den Darm – über Nacht bilden sich Fäulnis- und Gärungsgifte. Müdigkeit und Unlust am nächsten Morgen sind typische Anzeichen dafür.

Wenn sie also ein Morgenmuffel sind, könnte das auch daran liegen, dass Sie zu spät essen. Dazu kommt, dass spätes Essen auch der Figur nicht gut tut. Denn abends und nachts ist der Körper auf Ruhe und Regeneration eingestellt. Alles, was jetzt gegessen wird, wird also nicht mehr in Energie für Aktivitäten umgesetzt, sondern in Energiereserven, also Fettdepots, angelegt.

# Darmreinigung und Darmtraining

Für die Wiederherstellung eines gesunden Funktion von Leber und Galle ist ein gesunder, vitaler Darm eine ganz wichtige Voraussetzung. Ohne eine gesunde Darmfunktion kann die Säure-Basen-Balance nicht funktionieren, auch wenn Sie sich an unsere Ernährungsempfehlungen halten. Die Regeneration der Darmflora und der Ausgleich eventueller Störungen sollte mit dem Erreichen der Säure-Basen-Balance Hand in Hand gehen.

**WICHTIG**

Nur wenn der Darm gesund ist, kann die Säure-Basen-Balance funktionieren!

Am Anfang heißt es, den Darm zu reinigen und zu entschlacken – wie Sie dies am besten machen, weiß Ihr Arzt. Durch das Entschlacken kann sich der Darm erneuern und erholen. Ein Abstand zum Alltag, dazu geeignete Maßnahmen, die die Entgiftung unterstützen, dann kann der Körper aufatmen.

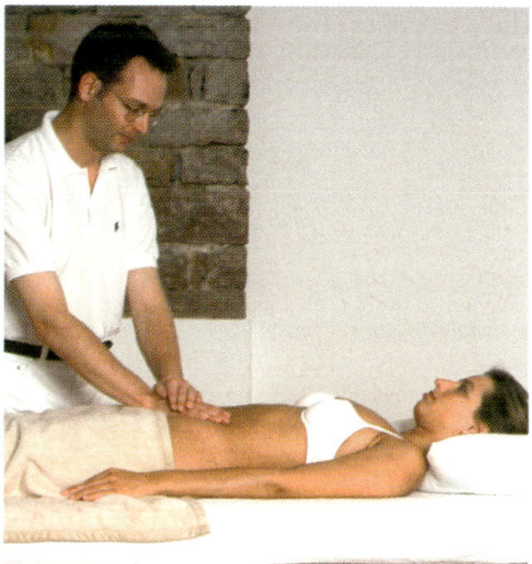

Das Entschlacken reinigt den verdauungsgeschwächten Körper, nicht nur den ermüdeten Darm. Entschlackung bedeutet, dass Sie Ihren Körper von Rückständen und von überflüssigen Depots befreien– das sollte aber schonend geschehen.

## VORSICHT MIT ABFÜHRMITTELN

**ACHTUNG**

**Viele Menschen greifen zur Darmregulierung zu Abführmitteln. Das ist keine gute Idee – denn sie reizen damit die Darmschleimhaut und schwemmen Kalium aus, einen Mineralstoff, der für die Muskelfunktion bedeutsam ist.**
Die Darmmuskulatur wird dadurch zusätzlich geschwächt und man benötigt immer öfter Abführmittel und in immer größeren Mengen.

Auch von Weizenkleie zur Anregung der Darmfunktion wird heute eher abgeraten: Sie kann das Darmmilieu übersäuern.

Leinsamen sind ein gutes Quellmittel, jedoch sollten Sie nur ungeschroteten Leinsamen verwenden. Der geschrotete Leinsamen setzt nämlich Fette frei, die sich negativ auf Ihre Kalorienbilanz auswirken.

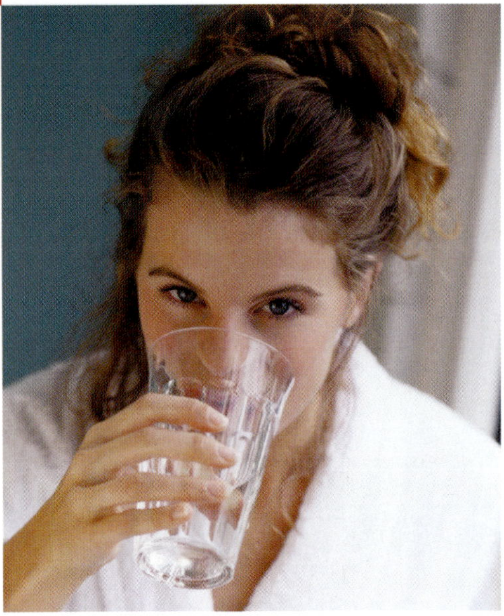

## Der Bittersalztrunk

Zur Darmreinigung bietet sich eine Bittersalzlösung durchaus an. Die Salzlösung rinnt wie eine Flüssigkeitssäule durch den Darmschlauch und berieselt die Darmwände. Hartnäckig haftende Reste werden freigespült, der gesamte Körper kann entgiften.

Bittersalz regt die Gallenausscheidung an. Dadurch wird der gesamte Körper sehr gut entgiftet, denn mit der Galle werden fettlösliche Abfallprodukte und Schadstoffe ausgeschwemmt. Die abführende Wirkung dieses Trunks ist zwar meist sehr heftig, danach fühlen Sie sich jedoch rundum wohl.

Und so wird's gemacht: Besorgen Sie sich in der Apotheke Bittersalz. Einen gestrichenen Teelöffel geben Sie abends in etwa 50 ml Wasser und lassen es über Nacht auflösen. Morgens weitere 200 ml Wasser hinzugeben – Dosierung genau einhalten! Zur Geschmacksverbesserung können Sie etwas Zitronensaft verwenden. Trinken Sie den Bittersalztrunk in einem Zug! Dieser durchwandert nun den Darm, der sich jetzt teilweise recht heftig entleert. Bleiben Sie also besser zu Hause.

**WICHTIG**

Wenn Sie den Bittersalztrunk zu sich genommen haben, dann sollten das Haus nicht verlassen, bis die Wirkung wieder abgeklungen ist.

Bittersalz hat zwar eine „durchschlagende" Wirkung auf den Darm, aber danach fühlt man sich rundum wohl.

**ACHTUNG** **REICHLICH BASISCHES**

- **Leiden Sie an Gallenbeschwerden oder Gallensteinen, müssen Sie unbedingt Ihren Arzt zu Rate ziehen, bevor Sie den Bittersalztrunk zur Darmreinigung anwenden.**

Sinnvoll ist der Bittersalztrunk nur, wenn zugleich eine umfassende Säure-Basen-Diät erfolgt. Er ist nicht geeignet, um einen Diätfehler „auszugleichen".

## Darmtraining

Bei der Säure-Basen-Diät essen Sie bevorzugt Obst und Gemüse und trinken reichlich. Ihre Darmfunktion kommt daher oft von selbst wieder in Ordnung. Wichtig ist aber immer, dass Sie ganz gezielt den Entleerungsreflex trainieren. Er ist morgens am stärksten, weil der Dickdarm in den frühen Morgenstunden am aktivsten ist.

### Zeit für die Verdauung

Nach dem Frühstück, das ist die beste Zeit für den Gang zur Toilette. Tun Sie dies regelmäßig jeden Morgen. Planen Sie dafür zehn bis 15 Minuten fest ein. Nur wenn Sie morgens Ruhe haben, kann sich Ihr Darm regulieren. Dann wird es schon nach einigen Tagen Säure-Basen-Diät reichen, auf den Reflex zu achten und ihm entsprechend nachzugeben.

## Darmmassage

Regelmäßige Bewegung – Gehen, Joggen, Schwimmen – ist gut für die Verdauung. Nehmen Sie sich bewusst Zeit dafür. Kommen Sie nicht dazu, sich ausreichend zu bewegen, dann verwöhnen Sie Ihren Darm doch mit einer Massage, die auch gegen Verstopfung hilft!

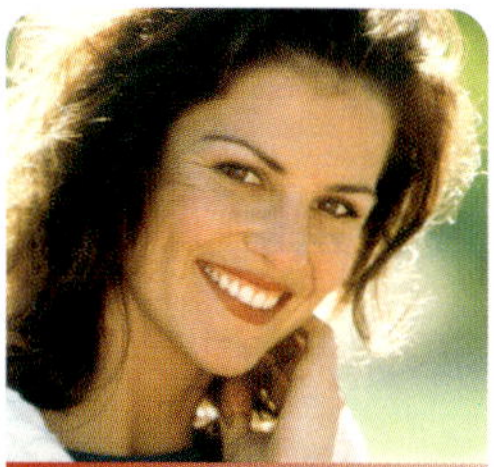

**DAS HILFT!**

**Eine Darmmassage hilft gegen Verstopfung und entspannt.**

Legen Sie sich entspannt hin und achten Sie darauf, wie sich Ihr Bauch beim Atmen hebt und senkt. Legen Sie dann die flache Hand rechts unterhalb des Rippenbogens. Fahren Sie mit der Hand sanft nach links, dann hinab, nach rechts und zurück zum Ausgangspunkt. Wiederholen Sie diese Massagebewegung mit leichtem Druck, bis Sie im Unterbauch ein warmes, entspanntes Gefühl deutlich spüren.

# Die Ernährung nach der Säure-Basen-Balance

Bauen Sie in Ihren Speiseplan in Zukunft doch ganz einfach mehr basische und weniger saure Lebensmittel ein.

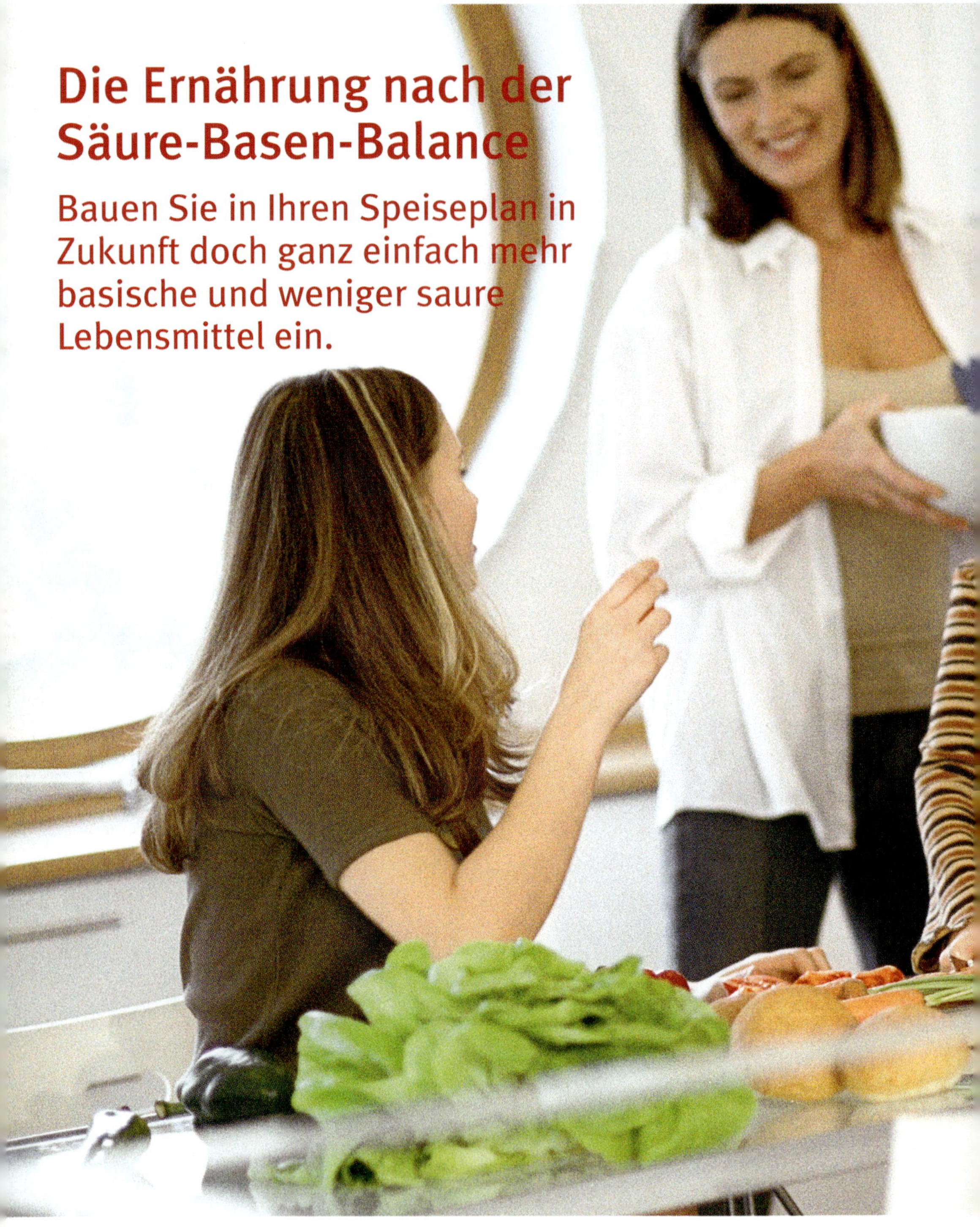

# ERNÄHRUNG

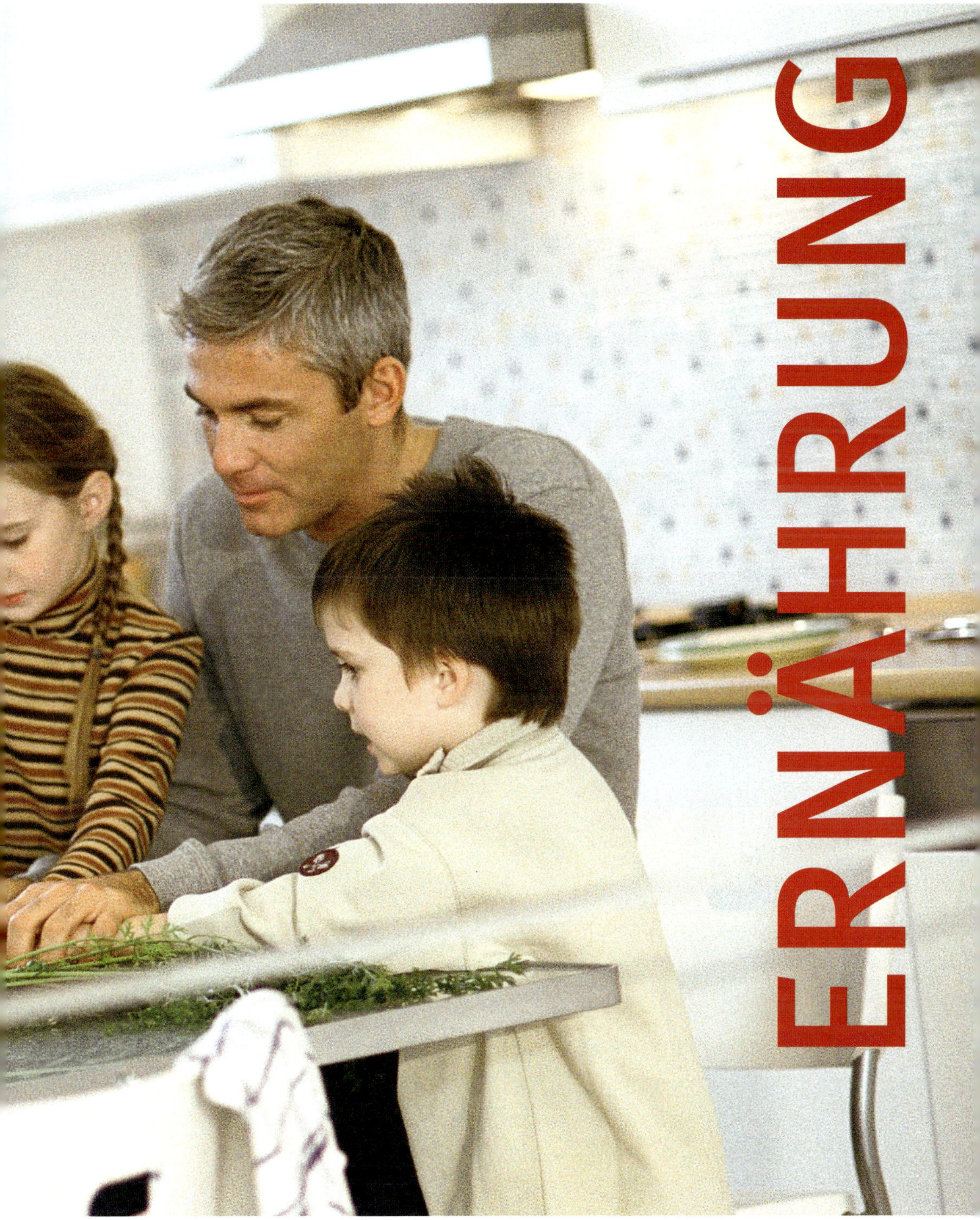

# So ernähre ich mich nach der Säure-Basen-Balance

**WICHTIG**

Bei den Lebensmitteln werden im Hinblick auf den Säure-Basen-Haushalt vier Gruppen unterschieden:
- säurehaltige
- Säure bildende
- basische
- neutrale

Keine Sorge – Sie müssen, um nach der Säure-Basen-Therapie essen und genießen zu können, nicht alle Gewohnheiten über Bord werfen und ganz von vorne anfangen. In erster Linie geht es darum, mehr basische Lebensmittel und weniger saure Lebensmittel und Zutaten in Ihren Speiseplan einzubauen, als Sie das möglicherweise bisher gemacht haben. Als Faustregel gilt: Die tägliche Ernährung sollte zu 80 Prozent aus basischer oder basenbildender Kost bestehen und nur zu 20 Prozent aus saurer oder säurebildender Nahrung.

Ob ein Lebensmittel nun als sauer oder basisch eingeordnet wird, ist weniger eine Frage des Geschmacks oder seiner ursprünglichen Form, sondern des so genannten Nettoeffekts. Darunter versteht man, was nach Abschluss des Verdauungsprozesses überwiegend vorhanden ist. Die Bewertung der Lebensmittel in der Säure-Basen-Therapie richtet sich also nach dem Verhalten der Nahrungsmittel im Körper, wenn sie verdaut und in den Stoffwechsel eingegangen sind. Wichtig hierbei ist vor allem, wie flüchtig die in ihnen enthaltenen Säuren sind. Eine sauer schmeckende Zitrone etwa enthält sehr leicht verstoffwechselbare Zitronensäure und basische Mineralstoffe. Die Säure kann leicht ausgeschieden werden, sodass im Nettoeffekt die Basen überwiegen.

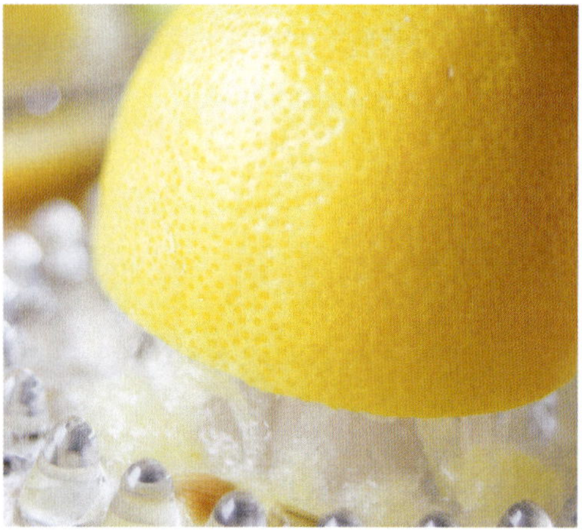

Schwefel- und Phosphorsäuren sind oft starke Säuren, die somit auch schwer auszuscheiden sind. Milch- und Essigsäuren sind mittelstarke Säuren. Kommen sie in den Stoffwechsel, dann bleiben trotz ihrer anfänglich sauren Wirkung nach diesem Prozess noch Basen im Körper zurück.

## Basenlieferanten

Basisch sind solche Lebensmittel, bei denen der Anteil basischer Mineralstoffe den Anteil saurer Mineralstoffe nachhaltig überwiegt. Als basisch gelten unter anderem die Mineralstoffe Magnesium, Kalzium und Kalium. Und davon nehmen wir oft nicht genug zu uns – zumindest von Magnesium und Kalzium weiß man heute aus Untersuchungen, dass große Bevölkerungsgruppen unterversorgt sind. Abgesehen von der Basenwertigkeit dieser drei Mineralstoffe sind sie auch für die reibungslose Zellfunktion sehr wichtig. Natrium als basisches Mineral sollte man hingegen nur zurückhaltend zuführen, es schwemmt auf und kann den Blutdruck steigern.

### Die Faustregel:

Info

**Basisch**

Basisch sind mit wenigen Ausnahmen alle Gemüse, Salate, Pilze, Obst, Kartoffeln und auch Hülsenfrüchte sowie Erbsen.
Die Ausnahmen: Rosenkohl oder Dosengemüse. Kuhmilch und Sahne sind ebenfalls basisch.

**Sauer**

Sauer sind Fleisch, Fisch, Käse, Getreide, raffinierte Fette und Nüsse. Hastig Hinuntergeschlucktes ist sauer, selbst wenn es rechnerisch basisch wirkt, weil sich daraus Gärungssäuren bilden.

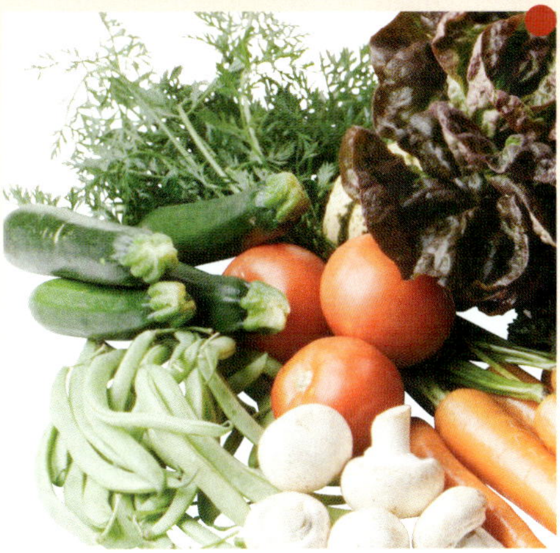

## Die Sauermacher

Die sauren Mineralstoffe Phosphor, Chlor und Schwefel sind vor allem in Eiweiß enthalten. Obwohl eine eiweißreiche Lösung im Reagenzglas eher basisch reagiert, ist der Nettoeffekt nach Abschluss der Verdauung beim Menschen sauer. Eiweißreiche sind daher auch Säure bildende Nahrungsmittel. Daneben gibt es auch Säure spendende Nahrungsmittel, die schwer abtransportierbare organische Substanzen enthalten. Eine solche Säure ist zum Beispiel die Oxalsäure in Tomaten, Rhabarber und Kakao. Trotz dieser Säuren kann aber ein solches Nahrungsmittel bei Reichtum an basischen Mineralstoffen im Endeffekt noch als basisch gelten. Ist aber bereits eine sehr starke Übersäuerung eingetreten, können diese fixen Säuren dann dennoch zu Beschwerden beitragen.

### Achtung — Nahrungsbausteine unter der Lupe

**Eiweiße, Mineralstoffe und Kohlenhydrate sind wichtige Nahrungsbausteine, sowohl was ihre Quantität, als auch was ihre Bedeutung für den Säure-Basen-Haushalt betrifft.**

Eiweiße verhalten sich zwar in Lösung wie Basen, nach ihrer Verdauung bleiben allerdings Säuren zurück, die schwer abbaubar sind. Eiweiße gelten daher als Säure bildend.

Mineralstoffe sind sowohl sauer wie auch basisch.

Kohlenhydrate sind aus Zucker aufgebaut, die der Körper zur Gewinnung von Energie für den Stoffwechsel, die Wärmeerzeugung sowie für alle Muskelaktivitäten braucht.

Für die Verbrennung des Zuckers benötigt der Körper – wie bei einem richtigen Feuer – Sauerstoff. Steht ihm dieser allerdings nicht ausreichend zur Verfügung, wird zwar dennoch Energie an den Körper abgegeben, die Verbrennung selbst wird jedoch nicht abgeschlossen. Zurück bleiben Säuren, etwa die Milchsäure, die, in den Muskeln abgelagert, den uns allen bekannten Muskelkater verursacht.

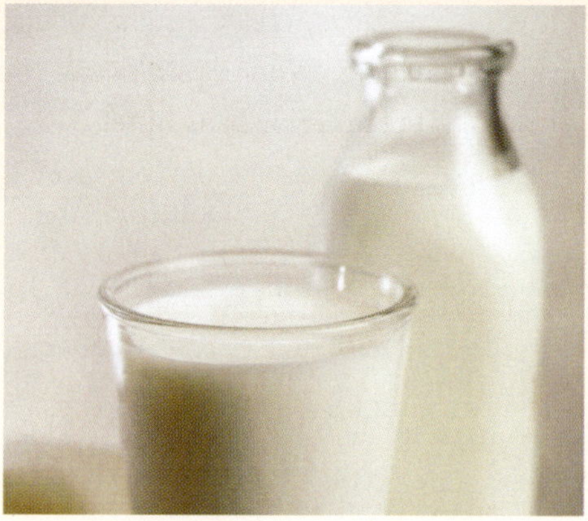

## Was ist anders – Tipps zu den Zutaten

Säuren produziert unser Körper selbst – Basen hingegen müssen wir ihm zuführen. Deshalb schon bei der Nahrungsauswahl ganz auf saure Lebensmittel zu verzichten, ist jedoch vor allem unter dem Gesichtspunkt einer ausgewogenen, abwechslungsreichen Ernährung nicht vertretbar. Umso wichtiger ist es allerdings, die Auswahl der Lebensmittel sorgfältig und bewusst zu treffen.

## Was dürfen Sie essen und trinken?

In einer gesunden Ernährung nach der Säure-Basen-Balance gibt es grundsätzlich keine „verbotenen" Lebensmittel. Es kommt vielmehr auf das Verhältnis von sauren und basischen Inhaltsstoffen an.

Grundsätzlich wichtig ist die Wirkung der Nahrungsmittel nach ihrer Verstoffwechselung. Einschränkend gilt allerdings, dass säurehaltige Lebensmittel, die eine basische Wirkung haben, wie etwa Zitronen, dennoch sehr sorgfältig ausgewählt werden müssen. Die Säuren reizen die Darmschleimhaut, die dadurch durchlässiger wird. So gelangen Nahrungsbestandteile ins Blut, die üblicherweise nicht dorthin gelangen. Verzichten Sie vor allem zu Beginn Ihrer Ernährungsumstellung, wenn Ihr Stoffwechsel noch nicht regeneriert ist, auch auf säurehaltige Lebensmittel.

**Als Faustregel gilt: Je mehr Eiweiß ein Lebensmittel enthält, desto mehr Säure bildet es. Daher wirken Fleisch, Fisch, Käse, Hülsenfrüchte, Getreide und die meisten Nussarten sauer.**

### AUF DAS WIE UND WAS KOMMT ES AN — ACHTUNG

**Auch wenn wir uns vor Übersäuerung schützen sollten, dürfen wir auf saure Lebensmittel nicht vollständig verzichten.**

Diese Lebensmittel sind wegen ihres Eiweißgehaltes lebensnotwendig. Ein Anteil von etwa 20 Prozent an so genannten Säurebildnern ist daher wünschenswert. Genaue Zahlen lassen sich aber nicht angeben, weil auch ein an sich Basen bildendes Lebensmittel, falsch konserviert oder zu schnell gegessen, im Körper Säuren bilden kann. Beim Essen kommt es also auf das „wie" an, nicht nur auf das „was".

# Trinken Sie sich gesund

Säureüberschüsse werden aus dem Körper unter anderem durch die Niere ausgeleitet. Hierfür braucht sie jedoch sehr viel Flüssigkeit. Auch unser Stoffwechsel benötigt ausreichend Flüssigkeit, um störungsfrei zu funktionieren.

## Was trinken Sie tagsüber?

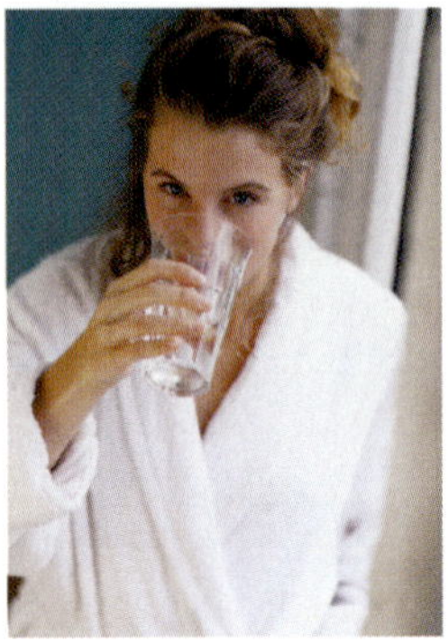

Nicht alle Getränke eignen sich allerdings für diese wichtige Flüssigkeitszufuhr. Kaffee, schwarzer Tee und Bier regen zwar die Nierentätigkeit an, doch mit jeder Tasse Kaffee, die Sie trinken, geht zusätzlich etwa eine Tasse Flüssigkeit verloren. Und Bier hemmt die Funktion eines körpereigenen Hormons, das normalerweise verhindert, dass zu viel Körperflüssigkeit über die Niere ausgeschieden wird und dadurch ein Flüssigkeitsmangel entsteht.

Wer viel Limonade oder Cola trinkt, nimmt unnötig viele Kalorien zu sich: Ein Liter Limonade enthält 105 Gramm Zucker. Ein Liter Vollmilch wiederum bringt es auf 38 Gramm Fett – so viele Kalorien, wie Sie in dreieinhalb Stunden spazieren gehen verbrennen.

**ACHTUNG** **NICHT VERLÄSSLICH: DER DURST**

Das Durstgefühl ist beim Menschen zu einer Art SOS-Signal „verkommen“, denn es setzt erst dann ein, wenn sich das Salz-Eiweiß-Wasser-Verhältnis im Blut schon ungünstig verändert hat. Entsprechende Signale, die der Körper dennoch abgibt, deuten wir jedoch zunächst eher als Hunger und nicht als Durst.

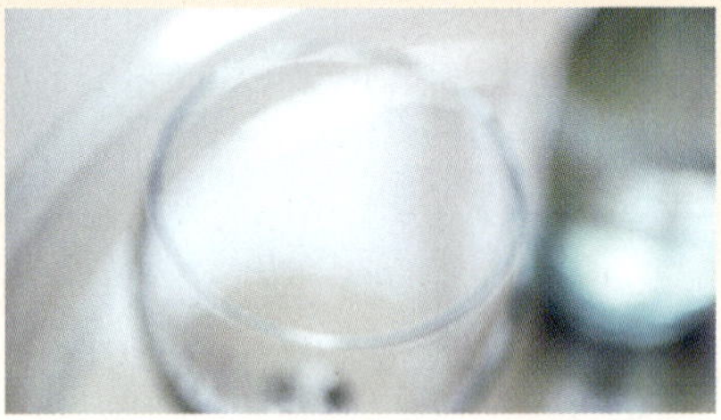

## Geeignete Getränke

Trinken Sie zur Unterstützung Ihrer basenorientierten Ernährung möglichst rund drei Liter täglich. Dies fördert Ihren Stoffwechsel sowie die Säureausscheidung über die Niere. Geeignete Getränke sind Mineral- oder Heilwasser; gutes Leitungswasser oder basische Kräutertees wie Pfefferminz- oder Schöllkrauttee möglichst ungezuckert.

### Tipps für Kaffeetrinker

TIPP

**Kaffee erhöht die Säure-Basen-Balance stark auf Seiten der Säure. Wenn Sie üblicherweise (viel) Kaffee oder schwarzen Tee trinken, werden Ihnen die gewohnten Getränke möglicherweise fehlen, wenn Sie weitgehend auf diese Säurelieferanten verzichten.**

Hier einige Tipps, wie Sie auch ohne den sauren Muntermacher gut zurechtkommen:

- Bei Kopfschmerzen oder Müdigkeit helfen einige Tropfen Pfefferminzöl, die in die Schläfen massiert werden.
- Gegen Müdigkeit hilft nicht Kaffee, sondern mehr Schlaf. Versuchen Sie also ausreichend lange zu schlafen.
- Die leichten Mahlzeiten während dieser Diät machen Sie weniger müde als schwere Kost. Deshalb ist auch Kaffee als Muntermacher nach dem Essen nicht wichtig.
- Gegen Müdigkeitsattacken helfen, je nachdem wo Sie gerade sind: kalte Armgüsse, Wechselduschen oder Trockenbürsten.
- Als Alternative zum üblichen Bürokaffee sollten Sie sich Kräutertees mit zur Arbeit nehmen.

# Köstlich zubereiten mit Kräutern

Frische Kräuter sollten regelmäßig zu Ihren Zutaten gehören. Denn sie machen nicht nur Speisen raffinierter, viele Kräuter haben auch eine heilende und gesundheitsfördernde Wirkung. Wenn irgend möglich, sollten Sie frische Kräuter getrockneten Produkten vorziehen. Und das ist meist kein Problem, denn viele Sorten lassen sich auch im Blumentopf ziehen. Besonders geeignet für die Fensterbank oder den eigenen Garten sind Basilikum, Bohnenkraut, Dill, Estragon, Liebstöckl, Petersilie, Rosmarin, Salbei und Thymian.

INFO

## WAS GEWÜRZE KÖNNEN

| Gewürz | Wirkung | Passt gut zu |
|---|---|---|
| Anis | verdauungsfördernd, appetitanregend | Fischgerichten, Möhren, Rotkohl, Gurken, Tomaten |
| Basilikum | appetitanregend, entwässernd, beruhigend | Tomatengerichten, Suppen, Fisch, Omelettes, Salaten |
| Dill | appetitanregend, verdauungsfördernd | Gurkensalat, Tomatensalat, Fisch |
| Estragon | verdauungsfördernd, wassertreibend | Blattsalaten, Kartoffeln, Champignons, Thunfisch, Lamm, Huhn |
| Fenchel | verdauungsfördernd, blähungslindernd, beruhigend | Fisch, Kohl, Kartoffeln, Lauch |
| Ingwer | verdauungsfördernd, blähungshemmend, wirkt gegen Übelkeit | Fisch, Geflügel, Gemüsesuppen |
| Kardamom | appetitanregend, verdauungsfördernd, krampflindernd | Kompott, Fruchtsalat, Gemüsesuppen, Geflügel |
| Koriander | verdauungsfördernd, appetitanregend, lindert Blähungen, leicht bakterienhemmend | Kompotten, Gemüseeintöpfen, Geflügel |
| Kümmel | appetitanregend, verdauungsfördernd, stark blähungstreibend | Kartoffeln, Kohl, Sauerkraut, Fisch |
| Kurkuma | blutfettsenkend, verdauungsfördernd, gallenfördernd, entzündungshemmend | Fisch, Geflügel, Soßen, Reis |
| Liebstöckl | entwässernd, blutreinigend, verdauungsfördernd, blähungslindernd | Tomaten, Fisch, Geflügel, Gemüsesuppen |

## Was Gewürze können

INFO

| Gewürz | Wirkung | Passt gut zu |
|---|---|---|
| Lorbeer | appetitanregend, verdauungsfördernd, bakterienhemmend | Gemüsesuppen und -eintöpfen |
| Majoran | gegen Blähungen, entzündungshemmend | Eintöpfen, Hülsenfrüchten, Salaten, Gemüsesuppen |
| Muskat | appetitanregend, blähungslindernd, verdauungsfördernd | Spinat, Blumenkohl, Karotten, Kürbis, Brokkoli, Kartoffelpüree |
| Oregano | appetitanregend, entwässernd, beruhigend, bakterien- und virenhemmend | Tomatensaucen, Auberginen, Zucchini, Fisch, Salaten |
| Paprika | durchblutungsfördernd, kreislaufanregend, entzündungshemmend | Fleisch- und Gemüseeintöpfen, Geflügel |
| Petersilie | entwässernd, leicht abführend, blähungslindernd | Salaten, Gemüsesuppen, Kartoffeln |
| Rosmarin | verdauungsfördernd, unterstützt die Darm- und Gallentätigkeit, bakterienhemmend, antioxidativ, stoffwechselanregend | Geflügel, Kartoffeln, Gemüsesuppen, Tomaten, Pilzen |
| Salbei | verdauungsfördernd, krampflösend, beruhigend | Huhn, Kalb, Gemüsesuppen und -eintöpfen, Kohlsprossen, Tomaten |
| Thymian | verdauungsfördernd, blähungslindernd, entwässernd, bakterienhemmend | Geflügel, Gemüsesuppen, Fisch, Karotten, Linsen, Pilzen |

# Sauer oder basisch? Lebensmittel im Überblick

Die folgende Tabelle gibt Ihnen einen raschen Überblick über saure beziehungsweise basische Lebensmittel – nämlich unter dem Gesichtspunkt ihrer Wirkung im Körper. Sie erleichtert Ihnen den Einkauf Ihrer Lebensmittel und die Zusammensetzung Ihres Speiseplans.

**INFO** **SAUER ODER BASISCH**

| Lebensmittel | Stark basisch | Mittel basisch | Schwach basisch | Neutral | Schwach sauer | Mittel sauer | Stark sauer |
|---|---|---|---|---|---|---|---|
| **Gemüse** | Gurke<br>Kichererbsen<br>Löwenzahn<br>Mangold<br>Schwarzer Rettich<br>Schwarzwurzel<br>Spinat<br>Oliven | Brechbohnen<br>Chicoree<br>Karotten<br>Kartoffeln<br>Knoblauch<br>Kohlrabi<br>Kopfsalat<br>Kürbis<br>Lauch<br>Pastinaken<br>Radieschen<br>rote Bete<br>rote Rüben<br>Sauerampfer<br>Sellerie<br>Sojabohne<br>Tomaten<br>Topinambur | Blumenkohl<br>Brokkoli<br>Endivien<br>Erbsen<br>Fenchel<br>Feldsalat<br>Grünkohl<br>grüne Bohnen<br>Knoblauch<br>Kohl<br>Kohlrübe<br>Meerrettich<br>Paprika<br>Pfifferlinge<br>Rettich<br>Rhabarber<br>Rotkohl<br>Sauerkraut<br>Schnittbohnen | | Mais | Rosenkohl | |

## Sauer oder basisch

Info!

| Lebensmittel | Stark basisch | Mittel basisch | Schwach basisch | Neutral | Schwach sauer | Mittel sauer | Stark sauer |
|---|---|---|---|---|---|---|---|
| **Gemüse** Forts. | | weiße Bohnen<br>weißer Rettich<br>Weisskraut<br>Zucchini<br>Zwiebel | Spargel<br>Steinpilze | | | | |
| **Kräuter** | Gewürzkräuter<br>Löwenzahn | Keimlinge<br>Schnittlauch | Brunnenkresse | | | | |
| **Getreide und Hülsenfrüchte** | | Sojamehl<br>Sojagranulat | Hefe<br>Kartoffelstärke<br>Weizenkeime<br>Linsen | Grünkern<br>Hirse<br>Kartoffelmehl | Cornflakes<br>Gerste<br>Hafer<br>Mais<br>Reisstärke<br>getr. Erbsen<br>Naturreis<br>Roggen | Buchweizengrütze<br>Haferflocken<br>Weizen<br>Weizengrieß | geschälter Reis<br>Roggenmehl<br>Graupen |
| **Brot und Teigwaren** | | | Pumper nickel | Vollkornknäcke<br>Sojanudeln | Grahambrot<br>Knäckebrot<br>Roggenbrot<br>Vollkornzwieback<br>-nudeln | Kuchen<br>Zwieback<br>Schrotbrot<br>Vollkornbrot<br>Weißbrot, Weizenbrot | |
| **Obst** | Getrocknete Feigen | Aprikose<br>Dattel | Ananas<br>Äpfel | | Preiselbeeren | | |

ERNÄHRUNG

INFO

## SAUER ODER BASISCH

| Lebensmittel | Stark basisch | Mittel basisch | Schwach basisch | Neutral | Schwach sauer | Mittel sauer | Stark sauer |
|---|---|---|---|---|---|---|---|
| **Obst** Forts. | Getr. Pflaumen Hagebutten | Mandarinen Melone Rosinen Sultaninen | Bananen Birnen Brombeeren Erdbeeren Heidelbeeren Himbeeren Johannisbeeren Kirschen Kiwi Korinthen Mirabelle Orangen Pfirsiche Pflaumen Weintrauben Zitronen Zwetschgen | | Rhabarber Stachelbeeren | | |
| **Nüsse** | | Kastanien Kokosnuss | Cashew Pistazien Sonnenblumenkerne | Sesam | Haselnüsse Mandeln | Walnüsse | Erdnüsse Paranüsse Bucheckern |
| **Milch und Milchprodukte** | | Molke Kuhmilch Schafmilch Ziegenmilch Vorzugsmilch | Sahne Kefir Sauermilch | Butter Dickmilch | Buttermilch saure Sahne Jogurt Camembert Emmentaler | Edamer Schmelzkäse Crème fraîche | Handkäse |

## Sauer oder basisch

Info

| Lebensmittel | Stark basisch | Mittel basisch | Schwach basisch | Neutral | Schwach sauer | Mittel sauer | Stark sauer |
|---|---|---|---|---|---|---|---|
| **Milch und Milchprodukte** Forts. | | | | | Limburger<br>Margarine<br>Mozzarella<br>Parmesan<br>Quark<br>Rahmkäse<br>Schafkäse<br>Ziegenkäse | | |
| **Fisch und Meeresfrüchte** | | | Austern | | Aal<br>Dorsch<br>Flunder<br>Hecht<br>Heilbutt<br>Hummer<br>Kabeljau<br>Krebs<br>Lachs<br>Languste<br>Rotbarsch<br>Rotzunge<br>Seelachs<br>Schleie | Forelle<br>Hering<br>Kaviar<br>Zander | |
| **Eier** | | Eidotter | | | Eiklar | | |
| **Fleisch** | | | | | Schaf | Gans<br>Hirsch<br>Huhn<br>Reh<br>Truthahn | Ente<br>Hase<br>Hirsch<br>Kalb, Rind<br>Schwein |
| **Fette** | | Kalt gepresstes Olivenöl | Naturbelassene Fette und Öle | Butter | | Gehärtete und raffinierte Fette | |

## Saisongemüse

Das ganze Jahr über ist auch bei uns frisches Gemüse der Saison erhältlich. Hier das Angebot im Überblick:

**TIPP** **WANN GIBT ES WELCHES GEMÜSE**

| Monat | Gemüse |
|---|---|
| Januar | Feldsalat, Topinambur |
| Februar | Feldsalat, Topinambur |
| März | Feldsalat, Topinambur |
| April | Feldsalat, Spargel, Kohlrabi, Spinat |
| Mai | Kohlrabi, Kopfsalat, Mangold, Radieschen, Rucola, Spargel, Spinat |
| Juni | Blumenkohl, Bohnen, Endiviensalat, Eisbergsalat, Erbsen, Gurken, Kohlrabi, Kopfsalat, Mangold, Möhren, Paprika, Radieschen, Rettich, Rucola, Spargel, Spinat, Weißkohl, Zucchini |
| Juli | Blumenkohl, Bohnen, Brokkoli, Eisbergsalat, Endiviensalat, Erbsen, Gurken, Kohlrabi, Kopfsalat, Lauch, Mangold, Möhren, Paprika, Radieschen, Rettich, Rucola, Rotkohl, Tomaten, Weißkohl, Zucchini, Zwiebel |
| August | Blumenkohl, Bohnen, Brokkoli, Eisbergsalat, Endiviensalat, Erbsen, Fenchel, Gurken, Kohlrabi, Kopfsalat, Lauch, Mangold, Möhren, Paprika, Radieschen, Rettich, Rucola, Rotkohl, Tomaten, Weißkohl, Zucchini, Zwiebel |
| September | Blumenkohl, Bohnen, Brokkoli, Eisbergsalat, Endiviensalat, Erbsen, Feldsalat, Fenchel, Gurken, Kohlrabi, Kopfsalat, Kürbis, Lauch, Mangold, Möhren, Radieschen, Rettich, Rucola, Rote Bete, Rotkohl, Spargel, Spinat, Tomaten, Weißkohl |
| Oktober | Blumenkohl, Bohnen, Brokkoli, Chinakohl, Eisbergsalat, Endiviensalat, Feldsalat, Fenchel, Gurken, Grünkohl, Kohlrabi, Kopfsalat, Kürbis, Lauch, Möhren, Radieschen, Rucola, Rosenkohl, Rote Bete, Rotkohl, Schwarzwurzeln, Sellerie, Spinat, Steckrüben, Tomaten, Topinambur, Weißkohl |
| November | Bohnen, Chinakohl, Endiviensalat, Feldsalat, Fenchel, Grünkohl, Kopfsalat, Kürbis, Lauch, Möhren, Rosenkohl, Rote Bete, Schwarzwurzeln, Sellerie, Steckrüben, Topinambur, Weißkohl |
| Dezember | Feldsalat, Rosenkohl, Schwarzwurzeln, Topinambur |

## Fit mit Vollwert-Kost

Grundsätzlich gilt: Je weniger Lebensmittel bearbeitet sind, desto wahrscheinlicher ist es, dass darin noch alle wertvollen Inhaltsstoffe enthalten sind. Vollkornmehl zum Beispiel liefert mehr Vitamine, Ballaststoffe und Mineralien als das weiße Auszugsmehl.

Wichtige Inhaltstoffe von Getreide, Reis, Kartoffeln oder Früchten befinden sich oft in der äußeren Hülle oder unmittelbar darunter. Das heißt, durch Schälen, Polieren, Raffinieren oder Kochen in Salzwasser gehen wertvolle Vitalstoffe verloren.

So natürlich wie möglich bedeutet aber auch, dass die Lebensmittel frei von Schadstoffen sein sollten. Denn um weitere Übersäuerung zu vermeiden, sollten im Stoffwechsel möglichst wenig Abfallprodukte entstehen, damit sich keine neuen Schlacken ablagern. Neben der Frische sollten Sie also auch auf die Herkunft von Obst, Gemüse, Fleisch und Milchprodukten achten. Obst und Gemüse aus integriertem oder biologischem Anbau ist wertvoller als Produkte aus überdüngten, an Spurenelementen und Mineralien verarmten Böden, die häufig auch noch mit Pestiziden belastet sind. Das Fleisch von Tieren, die sich viel bewegen, ist dem von Tieren vorzuziehen, die bewegungsarm gehalten werden, weil es wesentlich weniger Fett, Schadstoffe und Rückstände enthält. Beispielsweise ist Forelle besser als Karpfen, Flugente besser als Mastgans, ein artgerecht gehaltenes Schwein oder Wildschwein besser als ein Schwein aus Massentierhaltung.

## Keime und Sprossen: leckere Vitaminlieferanten

Vor allem im Winter, wenn es mit dem Angebot an frischem Saisongemüse nicht ganz so üppig aussieht, können Keime und Sprossen köstliche zusätzliche Vitaminlieferanten sein. Der Vitamingehalt wird durch das Keimen deutlich erhöht. Im Prinzip kann man sehr viele Nahrungsmittel zum Keimen verwenden – nicht allerdings Nachtschattengewächse wie Tomaten und Kartoffeln. Auch Saatgut, das für die Aussaat im Garten gedacht ist, sollten Sie nicht keimen, denn diese Samen sind üblicherweise gegen Schädlingsbefall vorbehandelt.

Viel besser sind speziell für das Ziehen von Sprossen angebotene Samen aus dem Reformhaus. Darüber hinaus kann man aber auch alle Getreidearten, Hülsenfrüchte und Sonnenblumenkerne verwenden. Die Samen sollten nur nicht gebrochen oder beschädigt sein.

**TIPP** **SPROSSEN UND KEIMLINGE**

| **Keimlinge** | **passen zu...** |
|---|---|
| Rohe Keimlinge | Salaten, Quarkspeisen |
| Gedünstete Keimlinge | Suppen, Eintöpfen, Gemüsegerichten |
| Gebackene Keimlinge | Aufläufen |

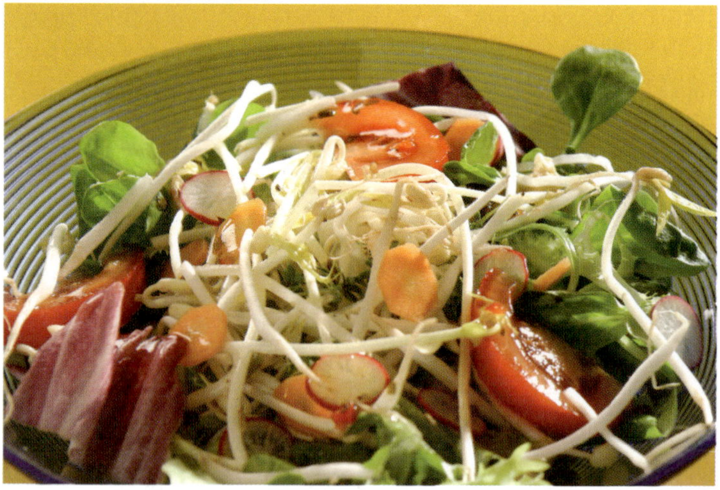

## Gesunde Ernährung – dauerhaft

Eine auf Dauer Erfolg versprechende, gesunde Ernährungsform, die Ihnen bei der Regulierung Ihres Fettstoffwechsels helfen soll, muss einige wichtige Kriterien erfüllen:

- Sie muss gesundheitlich unbedenklich sein.
- Sie muss Ihnen den Weg zu dauerhaft gesunder Ernährung ebnen.
- Sie muss schmecken und satt machen.
- Sie muss im Alltag einfach umsetzbar sein.
- Sie müssen sich mit dieser Ernährungsweise wohl fühlen.

Eine solche Ernährungsform hilft Ihnen, nicht nur Ihre Essgewohnheiten, sondern auch die eine oder andere Ihrer Lebensgewohnheiten umzustellen, denn sie beruht untrennbar auch darauf, dass Sie sich mehr Bewegung und Entspannung verschaffen.

So wirken Sie also nicht nur dauerhaft IhrenLeber- und Gallenproblemen entgegen, eine solche Ernährungsform verhilft Ihnen auch zu mehr Wohlbefinden und Vitalität. Dieser Wohlfühl-Effekt ist einer der besonderen Vorteile der Säure-Basen-Balance.

Denn sie erfüllt alle genannten Kriterien einer idealen Ernährungsweise. Sie müssen nur wenige Grundregeln beachten, die Sie schnell erlernen, und die Sie in Ihrem Alltag jederzeit umsetzen können.

Bei der Säure-Basen-Diät werden die Gerichte sehr ausgewogen zusammengestellt. Sie enthalten alle notwendigen und wichtigen Nährstoffe und laden Sie dazu ein, das Essen wirklich zu genießen.

### Keine Extra-Würste

Einer der großen Vorteile der Säure-Basen-Balance: Sie müssen nicht mühsam für sich und Ihre Lieben unterschiedliche Gerichte zubereiten. Denn Sie werden sehen – was Sie nach unseren Empfehlungen an leckeren Speisen kochen, wird Ihrer Familie und Ihren Freunden genauso schmecken. Die Rezepte und Koch-Tipps eignen sich für weniger kochfreudige Singles genauso wie für Männer oder Frauen, die eine ganze Familie zu bekochen haben. Und jeder Geschmack kommt durch die Vielfalt der Möglichkeiten auf seine Kosten.

## Diese Tauschgeschäfte sind gesund

Sie werden möglicherweise nicht immer alle Zutaten verfügbar haben, die in unseren Rezepten vorgeschlagen werden. Keine Sorge –

**TIPP**

Wenn Sie einmal nicht genau nach den Rezepten der Säure-Basen-Balance kochen können oder vielleicht eingeladen sind, empfehlen wir Ihnen auf jeden Fall, wenn möglich, folgende „Tauschgeschäfte" ins Auge zu fassen. Ihre Gesundheit wird es Ihnen danken.

auf die vorgeschlagene Speisen müssen Sie dennoch nicht verzichten. Denn natürlich können Sie zum Beispiel das eine Gemüse durch ein anderes, den vorgeschlagenen Rosenkohl durch Schwarzwurzel oder ein anderes Gemüse ersetzen. Sie sollten dabei nur immer darauf achten, in der basischen Logik zu bleiben: Das heißt, sie sollten jedenfalls nicht ein basisches Lebensmittel oder eine basische Zutat durch eine ersetzen, die auf Ihren Körper sauer wirkt. Zur Orientierung helfen Ihnen hier die Tabellen auf Seite 82.

**TIPP** **GESUNDE ALTERNATIVEN**

| Statt zu ... | Greifen Sie lieber zu ... |
|---|---|
| Mischbrot | Vollkorn- oder Knäckebrot |
| Cornflakes | Haferflocken |
| Fertigmüsli mit Schokolade | Müsli mit frischem Obst |
| Weißem Reis | Vollkornreis |
| Mayonnaise | Magerjogurt-Salatcreme |
| Sahneeis | Sorbets |
| Bonbons und Schokolade | Ungezuckerten Trockenfrüchten |
| chips | Salzstangen |
| Hartkäse, Weichkäse | Frischkäse, Quark |
| Raffiniertem Zucker | Honig, Vollrohrzucker |

## So passen Sie Ihre eigenen Rezepte an

Nicht alle Rezepte aus Ihrer eigenen Sammlung werden sich für eine dauerhaft gesunde Ernährung nach den Prinzipien der Säure-Basen-Balance eignen. Das bedeutet aber nicht, dass Sie auf Ihre Kochbuch-Sammlung gleich ganz verzichten müssen. Hier helfen ganz einfache Tricks, um herkömmliche Rezepte zu Rezepten zu machen, die zur Säure-Basen-Therapie passen. Oft genügt es, einige Zutaten auszutauschen oder basenorientierte Zutaten hinzuzufügen.

Salate beispielsweise sind grundsätzlich basisch. Und am besten bereiten Sie sie nach den Spielregeln der Säure-Basen-Balance mit kaltgepressten Pflanzenölen zu. Auch andere Vorspeisen können Sie leicht zu Basenlieferanten machen: Zum Beispiel, indem Sie gegrillte oder gekochte Gemüse lecker mit Olivenöl und Kräutern anrichten.

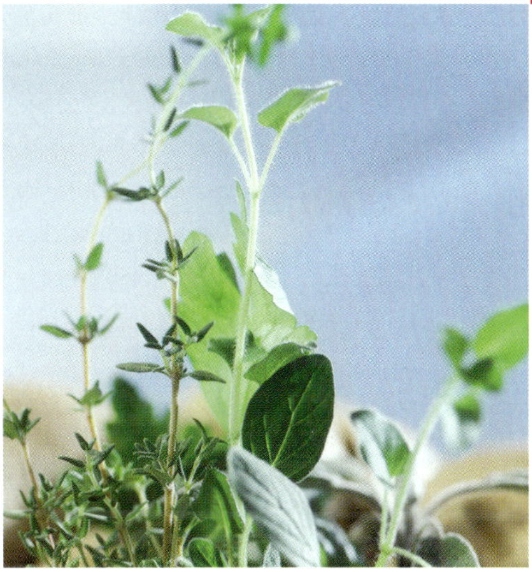

Bei Fleisch- und Fischgerichten aus Ihrem Rezeptfundus sollten Sie zunächst einmal darauf achten, fettarme Sorten zu bevorzugen und eine fettarme Zubereitungsart zu wählen. Pochieren, dämpfen, in der Folie in den Grill le-

## Fettarme Garmethoden — Tipp

Dünsten: Gemüse oder Fisch werden mit nur ganz wenig Flüssigkeit gegart. Man benötigt dazu überhaupt kein Fett.

Dämpfen: Beim Dämpfen werden die Lebensmittel nur durch Dampf gegart. Diese Garmethode ist auch sehr vitaminschonend, da die wasserlöslichen Vitamine fast alle erhalten bleiben.

Grillen (ohne Fett): für z.B. Hähnchenschlegel ist diese Methode sehr geeignet. Wenn man die Schlegel dann auch noch mehrmals mit der Gabel einsticht, kann das Fett unter der Haut ausbraten.

Kochen (in viel Flüssigkeit garen): Diese Methode ist eigentlich nur geeignet, wenn Sie eine Fleischbrühe oder Gemüsebrühe selbst herstellen wollen. Ansonsten gibt es einen zu hohen Vitamin- und Geschmacksverlust, da die Kochflüssigkeit nach der Zubereitung meist nicht mitverwendet wird. Wenn Sie Brühe oder Soßen selbst kochen, machen Sie dies am besten einen Tag vorher, so können Sie das festgewordene Fett ganz leicht abschöpfen.

Braten (ohne Fett): Den Schweinebraten kann man z.B. (statt wie sonst in Fett angebraten) völlig fettfrei im Bratenschlauch, im Römertopf oder auf dem Grill zubereiten. In beschichtetem Geschirr reicht es aus, wenn Sie die Pfanne vorher nur leicht mit Fett auspinseln. Wenn Sie dann auch noch beim Braten viel Gemüse mit dazugeben, können Sie zusammen mit dem ausgetretenen Bratensaft eine gute fettarme Soße gewinnen.

Garen in der Mikrowelle oder in Aluminiumfolie im Backofen, ganz ohne Fett.

gen, abbraten in Spezialpfannen, die kaum Fett benötigen oder das Garen im Römertopf – all das sind Zubereitungsarten, die Fett sparen und trotzdem lecker sind. Wahrscheinlich müssen Sie bei herkömmlichen Rezepten, wollen Sie sie der Säure-Basen-Balance anpassen, auch die Mengen zurückfahren: Die Eiweißspeise – also der Fisch oder das Fleisch – werden eigentlich zur Beilage. Dafür gibt es mehr Kartoffeln oder Gemüse als wertvolle Basenlieferanten.

**Statt stark fetthaltiger Soßen können Sie die meisten Gerichte auch sehr gut mit Gemüse-Basensoßen zubereiten. Anregungen dafür finden sie im Rezeptteil (Seite 102).**

Sicher haben Sie auch einige Pasta-Rezepte auf Lager. Keine Sorge, die müssen nicht ganz aus Ihrem Speiseplan verschwinden. Günstig im Sinn der Säure-Basen-Balance ist es allerdings, Vollwertnudeln zu verwenden. Vorsicht – diese Nudeln haben oft andere Kochzeiten als die herkömmlichen Nudeln mit Hartweizengrieß oder Eiern. Beachten Sie bei der Rezeptanpassung also auch die Kochanleitungen auf der Packung. Auch der Sugo kann vom Säure- einfach zu einem Basenlieferanten umgestaltet werden: Verwenden Sie doch zum Beispiel fein geschnittenes Gemüse statt Fleisch – das schmeckt genauso gut.

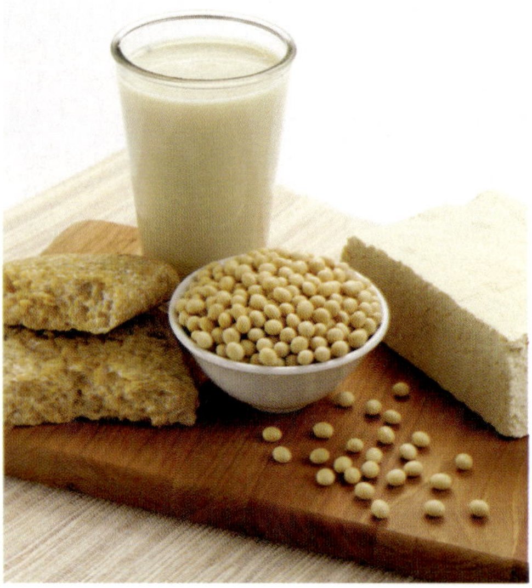

Eier sind nicht nur cholesterinreich, sondern das Eiklar belastet auch die Säure-Basen-Balance auf der sauren Seite. Darauf sollten Sie bei der Zubereitung von Teig und Kuchen achten. Biskuit und Brandteig lassen sich kaum ohne Eier machen – aber andere Teige kommen durchaus ohne sie aus. Mürbeteig etwa wird ohne Ei sogar noch knuspriger. Und Strudelteig kann auch ganz gut ohne Ei gelingen, vorausgesetzt, er wird lange genug geknetet. Auch mit Sojamehl lassen sich die Eier im Teig durchaus ersetzen – denn es enthält genauso wie Eidotter Lecithin und kann dadurch die Zutaten binden.

## Fett-Spartipps im Überblick

Tipp!

- Streichfett auf Brot oder Brötchen durch Magerquark, Senf, Meerrettich, Chutneys etc. ersetzen
- Soßen statt mit Sahne oder Crème fraîche mit einer fein pürierten Kartoffel abbinden
- Genießen Sie statt eines sahnigen Vanilleeises lieber mal ein Fruchtsorbet
- Verwenden Sie selbst gemischte Müslis! Fertige enthalten zu viel Schokolade, Nüsse, etc.
- Garen Sie statt in Fett lieber in Folie (Bratfolie, Alufolie).
- Bratkartoffeln nehmen weniger Fett auf, wenn sie zuerst ohne Fett angebraten werden.
- Steif geschlagener Eischnee kann bei Desserts schon mal das Sahnehäubchen ersetzen.
- Alle Fettränder vor der Zubereitung vom Fleisch entfernen.
- Gebratenes auf fettaufsaugendes Küchenpapier legen – so lässt sich das Bratfett um die Hälfte verringern

## Gesunde Vorräte aus der Gefriertruhe

Nutzen Sie doch auch Ihre Tiefkühltruhe oder Ihr Gefrierfach für gesundes und praktisches Essen nach der Säure-Basen-Therapie. So können Sie in der jeweiligen Saison Gemüse einkaufen und dann auch in Zeiten mit weniger frischem Gemüseangebot verwenden. Ideal ist es, das Gemüse vor dem Einfrieren zu blanchieren. Auch Obst lässt sich gut einfrieren, es sollte allerdings nicht gezuckert sein.

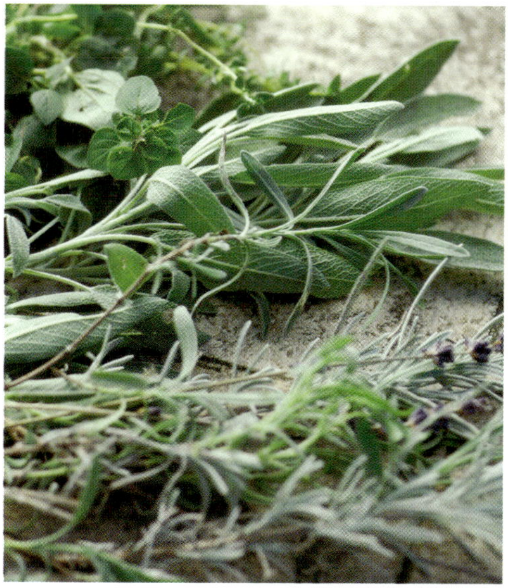

Auch frische Kräuter, von denen es vor allem im Sommer in Hülle und Fülle gibt, sollten Sie einfrieren – denn Sie brauchen sie für die Rezepte der Säure-Basen-Therapie das ganze Jahr über. Die meisten Kräuter lassen sich am besten klein gehackt einfrieren, nur Salbei und Basilikum sollten Sie in ganzen Blättern einfrieren. Praktisch ist es auch, wenn Sie von hier beschriebenen Gerichten gleich einige

Portionen mehr zubereiten – das ist nicht aufwändiger als kleinere Mengen zu machen – und diese dann einfrieren. So haben Sie, wenn es einmal schnell gehen muss, gleich ein Sortiment an gesunden Fertiggerichten zur Hand.

## Essen in der Kantine und im Restaurant

Idealerweise finden Sie vielleicht sogar Arbeitskollegen, die mitmachen. Dann gelingt das Durchhalten auch viel leichter.

Wenn Sie den ganzen Tag arbeiten, ist es nicht immer ganz einfach, sich daneben auch noch um die Umsetzung dieses Programms zur Säure-Basen-Balance zu kümmern: Ihre Essenzeiten einhalten, Ihre Mahlzeiten idealerweise vorbereiten und mitnehmen, dabei eventuell Mittag- und Abendessen nach Plan vertauschen, wenn es sich nicht anders einrichten lässt: Das alles klingt vielleicht etwas kompliziert. Doch keine Sorge: Säure-Basen-Balance ist auch machbar, wenn Sie berufstätig oder viel unterwegs sind! Gehen Sie mit den Empfehlungen so um, dass es für Sie auch praktikabel ist. Suchen Sie den Kompromiss des Möglichen.

## Mitgebrachtes zu Mittag

Wenn Sie tagsüber auf Kantine, Restaurant oder auf das von daheim mitgebrachte Sandwich angewiesen sind, können Sie zum Beispiel das an sich ideale, basenorientierte Mittagessen ausfallen lassen und stattdessen auf Mitgebrachtes zurückgreifen. Hier finden Sie Vorschläge, was Sie am Arbeitsplatz mittags einfach essen können.

Als leckere Mahlzeit für den Arbeitsplatz eignen sich alle für das Frühstück oder das Abendessen vorgeschlagenen Brote mit Aufstrich. Sehr einfach mitzunehmen sind auch Obst und Gemüse in allen Varianten.

Wer gerne Milchprodukte mag, sollte sich selbst zubereitete Jogurts oder Quark mit Gemüse und Kräutern einpacken. Hervorragend geeignet zum Mitnehmen sind auch Suppen in der Thermoskanne: Sie machen satt, halten warm und stören nicht die Ernährungsregeln. Auch Salate (das Dressing geben Sie erst später zu) und Pellkartoffeln eignen sich gut zum Mitnehmen zur Arbeit.

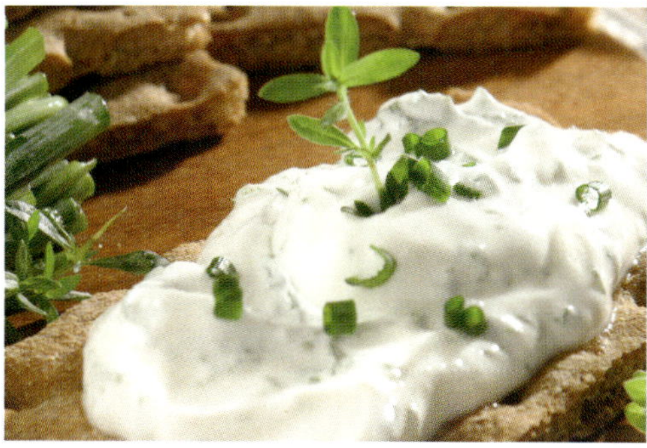

### Gesundes zum Mitnehmen — Tipp

- Gemüse (Paprika, Cocktailtomaten, Karotten, Rettiche, Radieschen)
- Jogurt mit Früchten, Milch
- vegetarische Pizza mit wenig Käse
- Gemüsesalat
- Knäckebrot oder Vollkornbrot mit vegetarischem Aufstrich oder Quarkzubereitung.
- Obst (Apfel, Bananen, Trauben, Nektarinen)

## Auswahl im Restaurant

Zugegeben – zu Hause ist es natürlich einfacher, sich an die Regeln der Säure-Basen-Balance zu halten. Doch die Erfahrungen, die Sie mit der Ernährung nach der Säure-Basen-Balance sammeln, können Sie problemlos auch bei Geschäftsessen, Hotelaufenthalten und Urlaubsreisen anwenden. Sie müssen nicht auf Partys verzichten – und Sie müssen nicht einmal allen von Ihrer Ernährungsumstellung erzählen. Aber auch wer viel unterwegs ist, und im Restaurant oder der Kantine isst, kann sich durchaus an die Ernährungsempfehlungen halten.

## TIPPS BALANCE IM RESTAURANT

- Essen sie zu Mittag als Vorspeise einen Salat oder ein leichte Gemüsesuppe. Abends ist es besser, auf den Salat zu verzichten.
- Verzichten Sie auf alle mit Mayonnaise hergestellten Nudel-, Fleisch oder Gemüsesalate. Besser sind Zubereitungen mit Jogurt!
- Nehmen Sie lieber Gemüsesuppen als Fleischbrühen – dann schaffen Sie schon einmal bei der Vorspeise einen Basenvorsprung!
- Die Eiweißmahlzeit sollte kleiner sein als die Beilage. Wählen Sie als Hauptgericht leichte Fisch- oder Geflügelgerichte und bestellen sie viel basenspendendes Gemüse dazu. In vielen Restaurants ist es kein Problem, eine doppelte Gemüseportion zu bestellen. Werden Fleisch und Fisch mit Nudeln oder Reis als Beilage angeboten, dann können Sie den Säurenüberschuss dadurch ausgleichen, dass Sie stattdessen Gemüse oder Kartoffel als Beilage bestellen.
- Denken Sie auch bei den besonders wichtigen Basenlieferanten Kartoffeln an die Zubereitung: Selbst wenn Pommes auf der

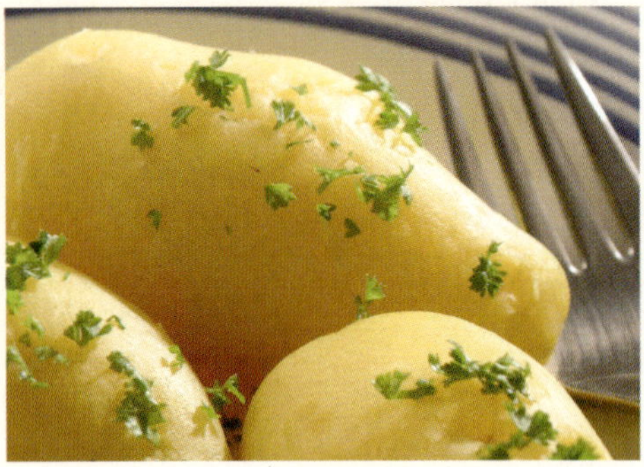

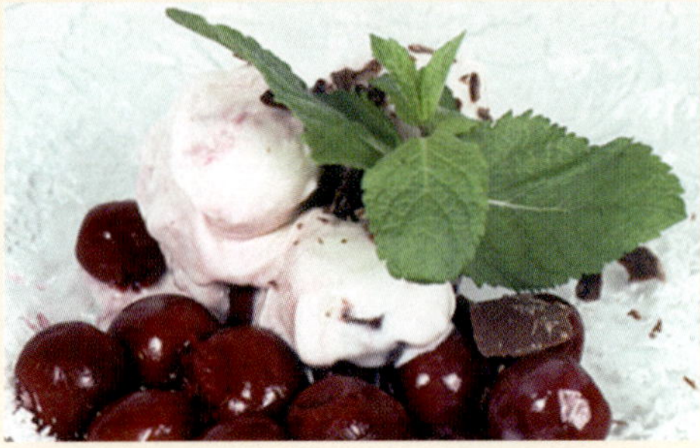

Speisekarte stehen, werden Sie in den meisten Restaurants stattdessen Ofenkartoffeln, Petersilienkartoffeln oder Kartoffelpüree zur Hauptspeise bekommen können.
- Vorsicht bei den Soßen: Hier lauert oft viel Fett. Wenn Sie sich also einen köstlichen Spargel bestellen, lassen Sie ihn sich am besten „natur" servieren, um auch wirklich von seiner gesundheitsfördernden Wirkung profitieren zu können – und lassen Sie die meist sehr fetthaltige Soße weg.
- Lassen Sie bei mehrgängigen Menüs am besten den einen oder anderen Gang ausfallen. Bestellen Sie mehr basische Kartoffeln oder mehr basisches Gemüse zu einer kleinen Portion Fisch oder Fleisch. Wenn möglich, bestellen Sie eher vegetarische Speisen, allerdings achten Sie auf die Zubereitung: Gebackenes Gemüse ist zum Beispiel keine gute Lösung, weil es sehr fett ist. Besser ist gedünstetes oder gedämpftes Gemüse.
- Wählen Sie als Dessert Fruchtjogurt, frische Früchte, Quarkspeisen oder Obstsalat statt fetter Schokotorte.

# Der optimale Nahrungsplan: die tägliche Ernährung auf einen Blick

Zielsetzung der Ernährungsumstellung nach der Säure-Basen-Therapie ist vor allem, die natürlichen Regelmechanismen wieder zu aktivieren. Das setzt auch voraus, dass sie lernen, wieder auf die Bedürfnisse Ihres Körpers zu hören und Ihren Essrhythmus auch dem biologischen Rhythmus Ihres Verdauungsapparates anzupassen. Am Morgen ist die Verdauungskraft am größten, sie nimmt über den Tag ab und ist abends am schwächsten.

## Gut frühstücken

Am Morgen ist Ihr Verdauungstrakt besonders fit und wartet richtiggehend auf Arbeit. Gönnen Sie ihm daher ein gutes Frühstück. Das kann zum Beispiel eine der folgenden Frühstücksoptionen sein:

- Vollwertmüsli mit Obst
- Vollkornbrot oder Knäckebrot mit wenig Butter und Honig oder Quark
- Vollkornbrot mit Magerkäse
- Frischer Obstsalat
- Knäckebrot mit Hüttenkäse

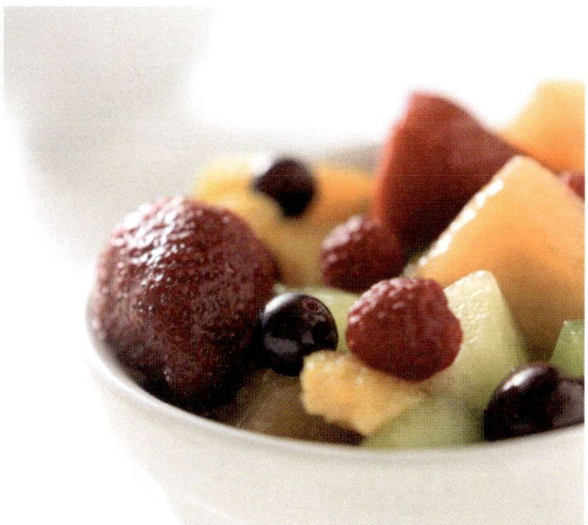

## Gesund Mittag essen

Gönnen Sie sich ein gutes Mittagessen aus den leichten Rezepten der Säure-Basen-Balance. Je weniger Schweres Sie essen, desto bes-

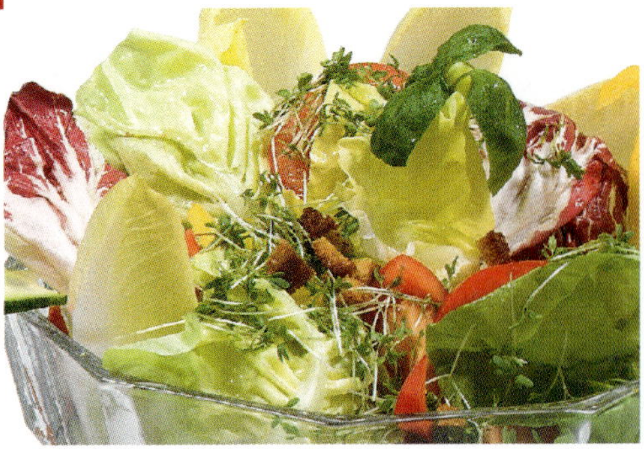

ser fühlen Sie sich hinterher. Die Müdigkeit nach dem Essen bleibt aus. Und so sieht ein gesundes Mittagsmenü aus:

- Salatplatte, Rohkost oder Gemüsesuppe
- Gedünstetes Gemüse mit Fisch, Fleisch oder einer fleischlosen vegetarischen Eiweißbeilage
- Dessert aus Quark oder Jogurt, Obstsalat

## Ruhiger Abend

Abends sollten Sie möglichst nicht mehr viel essen und früh leichte Kost zu sich nehmen. Wenn Sie Hunger plagt, kann eine Tasse Kräutertee helfen. Und so könnte das Abendessen wahlweise aussehen:
- Cremesuppe
- Vollkorn- oder Knäckebrot mit pikantem Quark
- Pellkartoffeln
- Gemüsetoast

Am besten ist es, ein- bis zweimal pro Woche das Abendessen ausfallen zu lassen oder bis spätestens 17 Uhr zu essen. Damit korrigieren Sie viele Alltagsfehler.

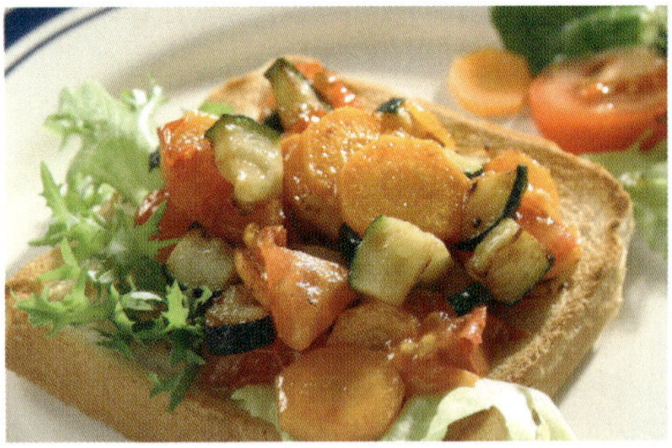

## Entlastung für zwischendurch

Gerade bei Problemen mit Leber und Galle ist es sinnvoll, gelegentlich Entlastungstage, zum Beispiel über ein Wochenende, einzuschalten. Gönnen Sie Ihrem Körper ab und zu diese wohlverdiente Pause. Dabei wird der Stoffwechsel spürbar entlastet, erhöhte Blutfettwerte sinken und das eine oder andere Kilo zu viel wird außerdem abgebaut. Möglichst sollten Sie dabei einen Tag wählen, an dem Sie nicht zu viele Verpflichtungen haben und sich wirklich Ruhe gönnen können.

An diesen Tagen sollten Sie auf Süßigkeiten, Alkohol, Kaffee und Schwarztee verzichten. Das Prinzip bei diesen Entlastungstagen ist immer gleich: Sie trinken viel und entlasten die Verdauung durch wenig und einseitige Ernährung.

**Empfehlenswert ist es, an diesen Tagen nach dem Aufstehen eine Darmreinigung mit Bittersalz durchzuführen. Die kleinen Mahlzeiten sollten Sie in Ruhe zu sich nehmen und jeden Bissen sorgfältig und langsam kauen. Zwischen den Mahlzeiten sollten Sie viel trinken, etwa drei Liter sind ideal.**

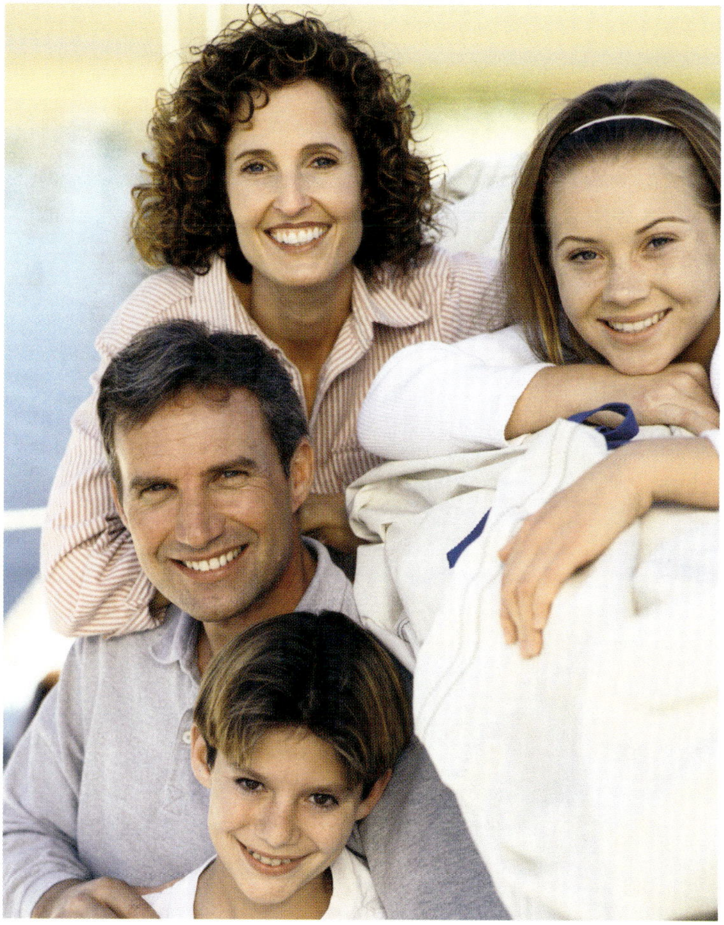

## TIPP ENTLASTUNGSTAGE

**Hier finden Sie eine Reihe von Vorschlägen, wie Sie solche Entlastungstage gestalten können.**

### MOLKETAG

| | |
|---|---|
| **Frühstück:** | 2 Scheiben Knäckebrot, 1/2 Liter Molke, Kräutertee |
| **Vormittag:** | Mineral- oder Quellwasser, Kräutertee |
| **Mittag:** | 2 Scheiben Knäckebrot, 1/2 Liter Molke, Kräutertee |
| **Nachmittag:** | Wasser, Kräutertee |
| **Abend:** | 1 Scheibe Knäckebrot, 1/2 Liter Molke, Kräutertee |

### HAFER- ODER DINKELTAG

| | |
|---|---|
| **Frühstück:** | Sechskorn-, Dinkel- oder Hafermüsli, Kräutertee |
| **Vormittag:** | Wasser, Kräutertee |
| **Mittag:** | Basensuppe mit 70 g Haferflocken, Dinkelbrötchen, Kräutertee |
| **Nachmittag:** | Mineral- oder Quellwasser, Kräutertee |
| **Abend:** | Hafer- oder Dinkelschleim, Knäckebrot, Kräutertee |

### REISTAG

| | |
|---|---|
| **Frühstück:** | 1 Stück gedämpftes Obst, Kräutertee |
| **Vormittag:** | Wasser, Kräutertee |
| **Mittag:** | 80 g gekochter Reis, Basensuppe, Blattsalat, Kräutertee |
| **Nachmittag:** | Wasser, Kräutertee |
| **Abend:** | 70 g Reis als Milchreis, Banane, Kräutertee |

### OBSTTAG

| | |
|---|---|
| **Frühstück:** | 1 Stück gedämpftes Obst, Kräutertee |
| **Tagsüber:** | 1 kg Obst nach Saison, Wasser, Kräutertee |
| **Abend:** | Basensuppe, Kräutertee |

## Kartoffeltag

**Frühstück:** 1 Stück gedämpftes Obst, Kräutertee
**Vormittag:** Mineral- oder Quellwasser, Kräutertee
**Mittag:** 400 g Pellkartoffeln, Basensuppe, gedämpftes Gemüse, Kräutertee
**Nachmittag:** Mineral- oder Quellwasser, Kräutertee
**Abend:** 200 g Pellkartoffel, Wasser, Kräutertee

## Rohkosttag

**Morgens:** Obstsalat
**Mittags:** Rohkostplatte und eine gekochte Kartoffel
**Abend:** kleine Rohkostplatte mit ein paar Nüssen
**Tagsüber:** Dazu den ganzen Tag viel Wasser und Kräutertee

## Safttag

**Tagsüber:** 2 Liter Obst- oder Gemüsesaft mit 1 bis 2 Litern Wasser verdünnen und auf 3 Mahlzeiten aufteilen

## Sauerkrauttag

**Tagsüber:** 1 kg Sauerkraut, auf 3 Portionen aufteilen, mit geriebener Karotte anmachen.
**Tagsüber:** Dazu den ganzen Tag viel Wasser und Kräutertee

## Quarktag

**Tagsüber:** 750 – 1000 g Magerquark, wenn Sie mögen mit frischen Kräutern, auf drei Mahlzeiten aufteilen.
**Tagsüber:** Dazu den ganzen Tag viel Wasser und Kräutertee

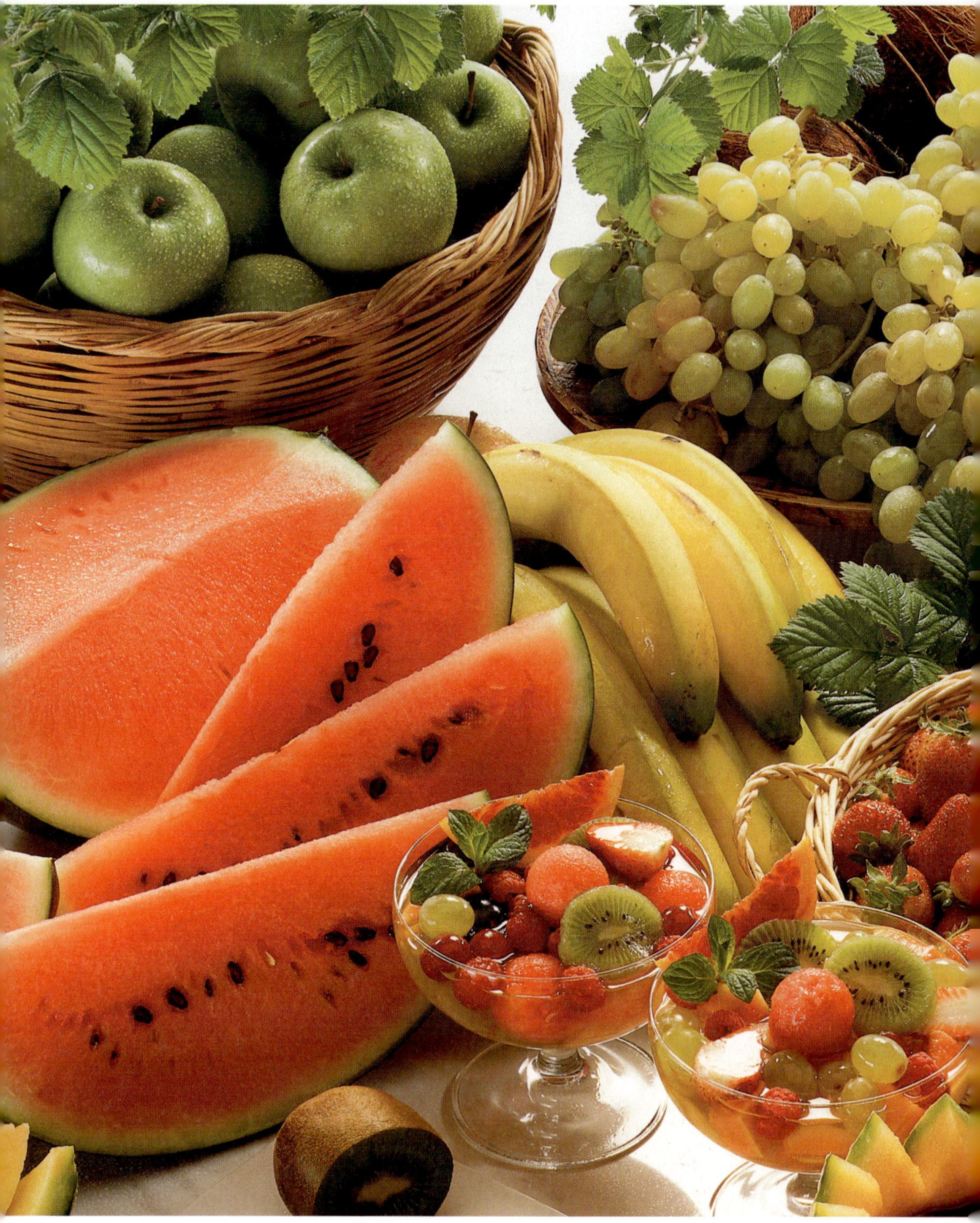

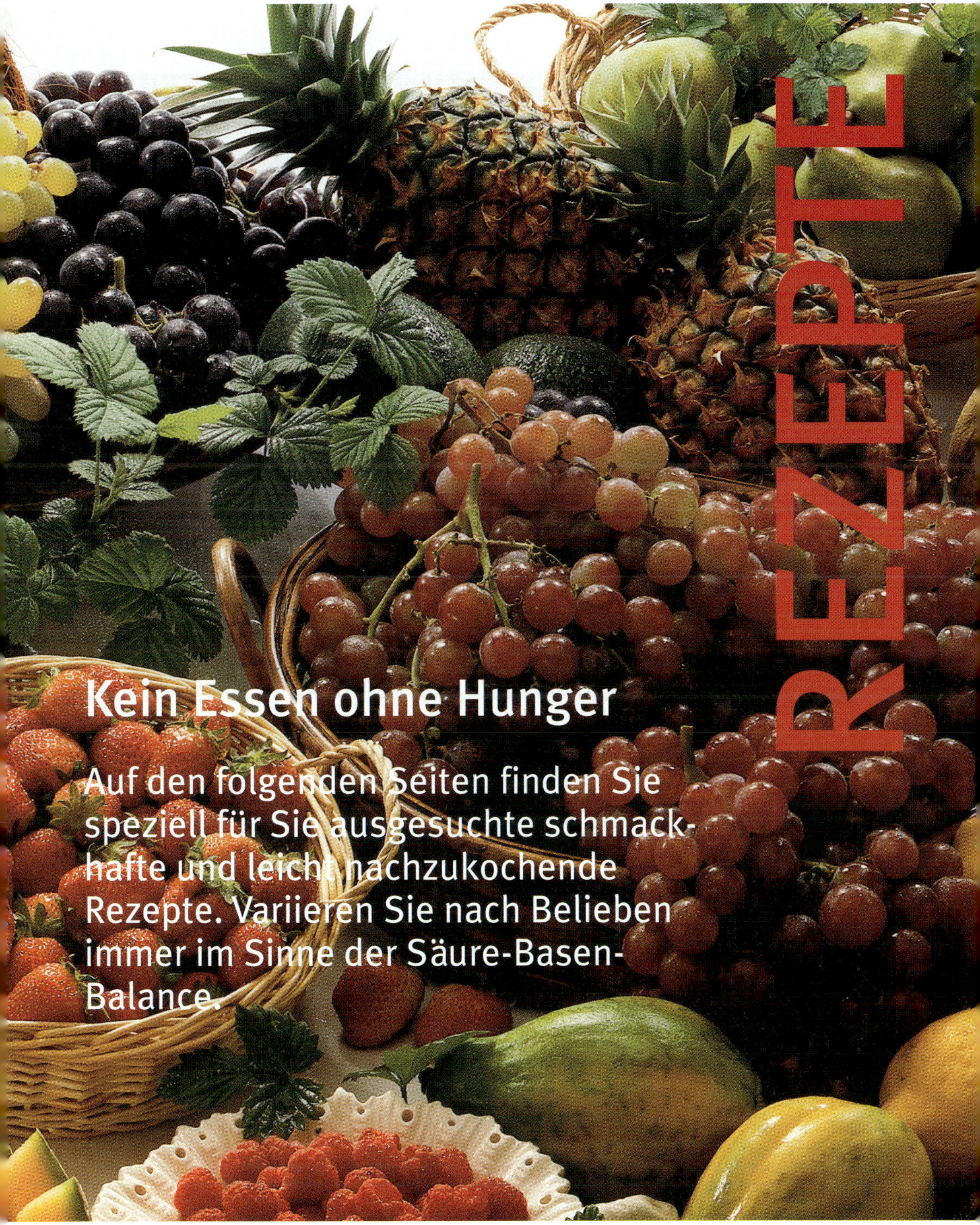

# REZEPTE

## Kein Essen ohne Hunger

Auf den folgenden Seiten finden Sie speziell für Sie ausgesuchte schmackhafte und leicht nachzukochende Rezepte. Variieren Sie nach Belieben immer im Sinne der Säure-Basen-Balance.

## Müsli mit Apfel und Honig

**Für 2 Personen**

200 g Biojogurt
1 TL Honig
60 g Getreideflocken
2 Äpfel

- Biojogurt mit einem Löffel glatt rühren, den Honig unterrühren und die Flocken unterheben.
- Äpfel schälen, vom Kerngehäuse befreien, grob raspeln. Ins Müsli rühren.

**Pro Portion**
ca.: 140 kcal, 7 g EW, 3 g F, 22 g KH

**Tipp** Dazu schmeckt auch eine Scheibe Grahambrot mit Honig.

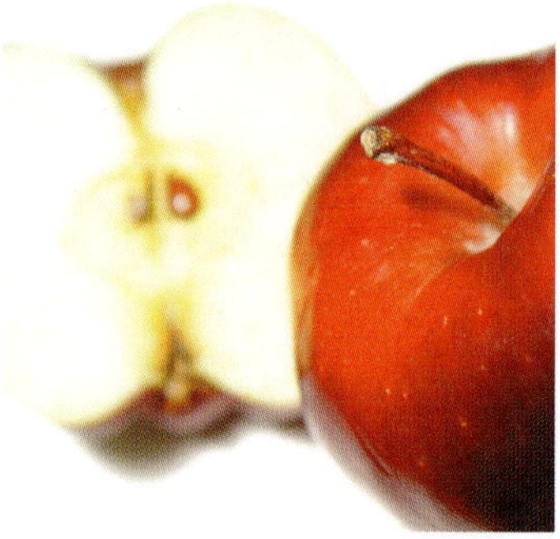

## Fruchtsalat

**Für 2 Personen**

2 Bananen
1 Orange
100 g Weintrauben
100 g Erdbeeren
2 Kiwis
etwas Birnendicksaft

- Von den Erdbeeren die Kelche entfernen, die Weintrauben halbieren.
- Die Kiwi schälen und in feine Scheiben schneiden.
- Die Orange schälen und würfeln.
- Die Banane schälen und in Scheiben schneiden.
- Das Obst gut vermischen und nach Geschmack mit Birnendicksaft süßen.

**Pro Portion**
ca.: 275 kcal, 5 g EW, 2 g F

**Tipp** Der Fruchtsalat schmeckt auch gut mit jedem anderen Obst, das Ihnen die Saison gerade bietet.

## Hüttenkäse mit Apfel

- Äpfel waschen, halbieren, das Kerngehäuse entfernen und grob raspeln.
- Äpfel dem Hüttenkäse beimischen und mit Zimt und Zitronensaft abschmecken.

**Für 2 Personen**

| | |
|---|---|
| 150 g | Hüttenkäse |
| 2 | Äpfel |
| | Zimt |
| | Zitronensaft |

**Pro Portion**
ca.: 150 kcal, 10 g EW, 4 g F, 23 g KH

**Tipp** Wer die bitter-süßliche Komponente des Zimt nicht so gerne mag, kann auch eine pikante Variante probieren: Verwenden Sie stattdessen einfach ein wenig Paprikapulver.

## Quark mit Erdbeeren

- Quark mit dem Mineralwasser und dem Honig fein cremig rühren.
- Erdbeeren waschen, von den Stielansätzen befreien, halbieren und vorsichtig unter den Quark heben.
- Dazu schmeckt Vollkornbrot.

**Für 2 Personen**

| | |
|---|---|
| 2 | Scheiben Vollkornbrot |
| 2 EL | Honig |
| 250 g | Quark |
| 300 g | frische Erdbeeren |
| | etwas Mineralwasser |

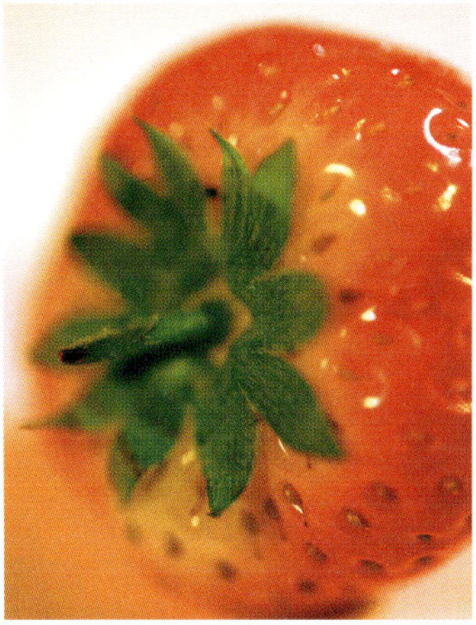

**Pro Portion**
ca.: 205 kcal, 18 g EW, 7 g F, 29 g KH

## Kartoffel-Gemüse-Salat

**Für 2 Personen**

| | |
|---|---|
| 250 g | Kartoffeln |
| | Pfeffer |
| | Muskat |
| 1 TL | Paprikapulver |
| 2 EL | Olivenöl |
| 200 g | Broccoli |
| 200 g | Spinat |
| 20 g | Sojasprossen |
| 100 g | Kohlrabi |

- Die Kartoffeln waschen und etwa 20 Minuten kochen. Abkühlen lassen und mit der Schale in große Würfel schneiden.
- Pfeffer, Muskat, Paprika und Öl dazugeben und gut vermischen.
- Broccoli putzen und in kleine Röschen teilen.
- Kohlrabi schälen und in Würfel schneiden. Beide in wenig Wasser etwa fünf Minuten dämpfen, dann abseihen und zum Kartoffelsalat geben.
- Spinatblätter und Sprossen gut waschen, abtropfen lassen und ebenfalls darunter mischen.

**Pro Portion**

ca: 225 kcal, 9 g EW, 10 g F, 32 g KH

## Blattsalate mit Schafskäse und Artischocke

**Für 2 Personen**

| | |
|---|---|
| 1 | Lollo Rosso |
| 1 | Radiccio |
| 2 EL | Balsamico |
| 1 EL | Distelöl |
| 1 TL | Sesamöl |
| 1 EL | gefriergetrocknete Salatkräuter |
| 100 g | Schafskäse |
| 4 | marinierte Artischockenböden (aus dem Glas) |
| 2 | Scheiben Vollkornbrot |

- Blattsalate putzen, waschen, abtropfen lassen und in mundgerechte Stücke zupfen.
- Essig mit Distelöl, Sesamöl, Salatkräutern und etwas Wasser verrühren. Die Salate im Dressing wenden und auf 2 Tellern verteilen.
- Schafskäse würfeln und mit den Artischockenböden auf dem Salat anrichten. Mit dem Vollkornbrot servieren,

**Pro Portion**

ca.: 200 kcal, 14 g EW, 14 g F, 4 g KH

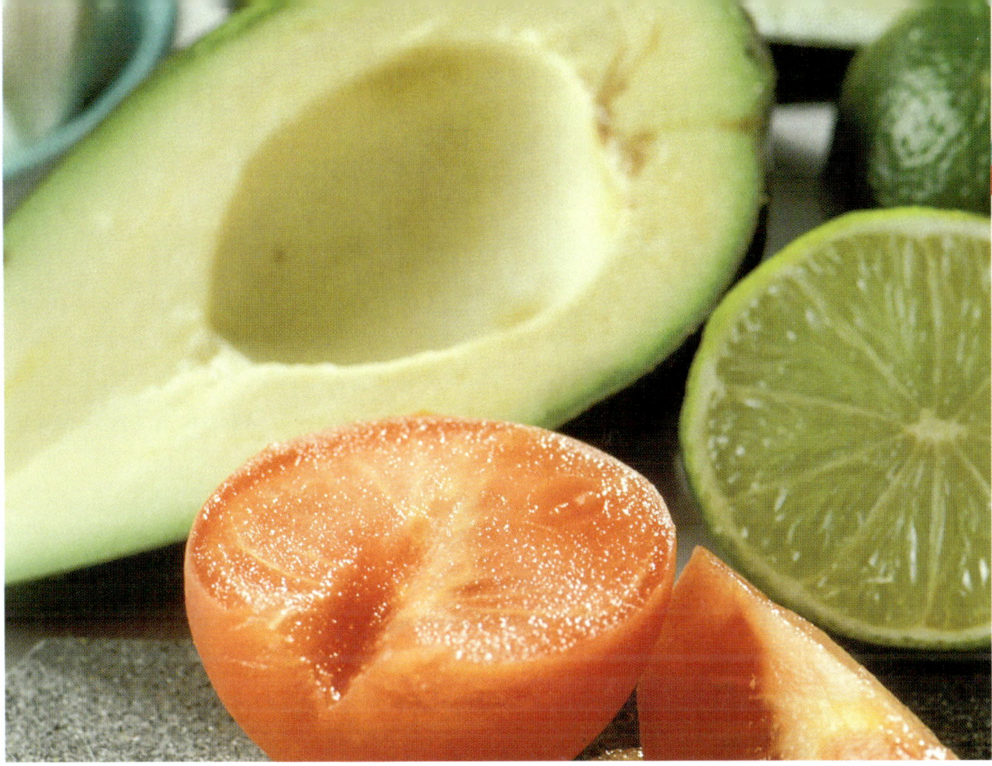



# Avocado-Tomaten-Salat mit Oliven

**Für 2 Personen**

| | |
|---|---|
| 3 | Tomaten |
| 1 | Avocado |
| 50 g | schwarze Oliven |
| 2 EL | Balsamico (italienischer Balsamessig) |
| 1 EL | Walnussöl |
| | etwas Zitronensaft |
| 1 | durchgepresste Knoblauchzehe |
| | Pfeffer |
| 2 | Scheiben Vollkornbrot |

- Die Tomaten kreuzweise einschneiden, mit kochendem Wasser überbrühen, enthäuten, entkernen und in Würfel schneiden.
- Avocado schälen, würfeln und mit den Oliven zu den Tomaten geben.
- Aus Balsamico, Walnussöl, etwas Zitronensaft und Wasser eine Sauce rühren. Mit Knoblauch und Pfeffer abschmecken. Über den Salat gießen. Mit Vollkornbrot servieren.

## Pro Portion

ca: 250 kcal, 6 g EW, 16 g F, 20 g KH

## Asiatischer Salat

**Für 2 Personen**

| | |
|---|---|
| 1 EL | chinesische Trockenpilze |
| 200 g | Karotten |
| 200 g | gekochtes Hühnerfleisch |
| 1 | grüne Paprikaschote |
| 200 g | Champignons |
| 50 g | Sojabohnenkeimlinge |
| 2 EL | Sojasoße |
| 150 g | Magerjogurt |
| 2 TL | Senf |
| 2 EL | Erdnussöl |
| | Curry |

- Trockenpilze in kaltem Wasser 1 Stunde einweichen. Wasser abschütten und mit 1 Tasse frischem Wasser ca. 15 Minuten garen.
- Karotten putzen, in wenig Wasser 10 bis 15 Minuten gar kochen und in Scheiben schneiden.
- Hühnerfleisch und Paprika in Streifen schneiden.
- Champignons vierteln und alles mit den Sojabohnenkeimlingen mischen.
- Aus Sojasoße, Jogurt, Senf, Öl und Curry eine Soße herstellen, über die Zutaten geben. Mindestens 20 Minuten ziehen lassen.

**Pro Portion**
ca.: 210 kcal, 20 g EW, 10 g F, 10 g KH

**TIPP** Zu diesem Salat passt frisches Schrotbrot.

## Friséesalat in Kräuterdressing

**Für 2 Personen**

| | |
|---|---|
| 1 | kleiner Kopf Friséesalat |
| 1 EL | Apfelessig |
| 1 EL | Olivenöl |
| | frische Kräuter |

- Salat putzen, waschen und gut abtropfen lassen.
- Pinienkerne in einer Pfanne ohne Fett anrösten.
- Essig mit Öl, etwas Wasser und fein gehackten Kräutern verrühren.
- Salat im Kräuterdressing wenden, auf Tellern anrichten und mit den gerösteten Pinienkernen bestreuen.

**Pro Portion**
ca.: 100 kcal, 1 g EW, 10 g F, 1 g KH

# Grundrezept für eine Basenbrühe

- Das Gemüse waschen, putzen und in Würfel schneiden.
- Gemüse etwa 20 Minuten kochen lassen. Nach 15 Minuten die klein gehackten Kräuter zugeben.
- Suppe durch ein feines Sieb gießen. Verwendet wird nur die klare Brühe, nicht das gekochte Gemüse.

**TIPP** Nachdem für viele Rezepte Basenbrühe benötigt wird, können Sie natürlich auch gleich mehr davon machen und sie portioniert einfrieren. So haben Sie immer selbst gemachte Brühe zur Hand. Wenn es einmal schnell gehen muss, können Sie die selbst gemachte Basenbrühe schon auch mal durch Suppenwürfel ersetzen – allerdings am besten Basenwürfel oder Gemüse-Suppenpulver aus dem Reformhaus. Suppenwürfel für Fleischbrühe haben viel Fett!

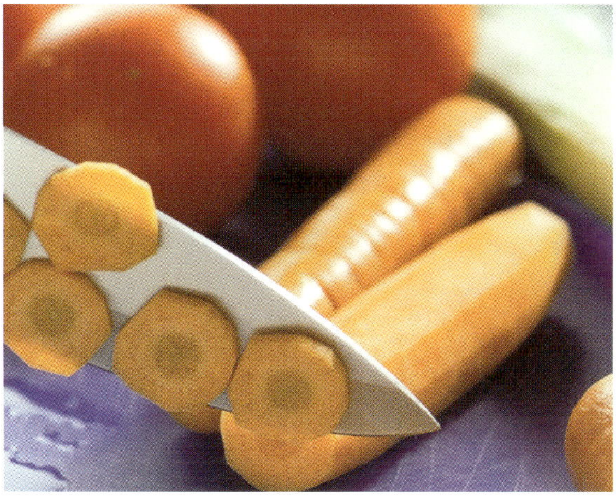

### Für 2 Personen

500 g Gemüse (gut geeignet sind z.B. Zucchini, Auberginen, Fenchel, Staudensellerie, Sellerie, Karotten, Pastinaken, Petersilienwurzeln, Lauch, Kohlrabi )
frische Kräuter (z.B. Kerbel, Dill, Liebstöckel, Estragon, Basilikum, Thymian, Rosmarin, Petersilie, Lorbeer, Majoran, Salbei)
1 l kaltes Wasser

# Topinambursuppe

**Für 2 Personen**

| | |
|---|---|
| 100 g | Kartoffeln |
| 100 g | Topinambur |
| 1 | Bund Frühlingszwiebel |
| 2 EL | Olivenöl |
| 400 ml | Basenbrühe (Rezept Seite 109) |
| | Salz |
| | Pfeffer |
| | Kümmel |
| | Muskat |
| | Ingwer |
| 2 EL | Sahne |
| | Petersilie |

- Frühlingszwiebeln waschen, putzen und in Ringe schneiden.
- Olivenöl erhitzen und die Frühlingszwiebeln darin andünsten.
- Kartoffeln und Topinambur pellen, in Würfel schneiden und ca. 5 Minuten mit den Zwiebeln garen.
- Mit Pfeffer, Muskat, Kümmel und Ingwer würzen, mit der Basenbrühe aufgießen und 20 Minuten köcheln lassen.
- Sahne dazugeben, pürieren und mit Salz abschmecken.
- Vor dem Servieren mit Petersilie bestreuen.

**Pro Portion**

ca.: 190 kcal, 3 g EW, 13 g F, 26 g KH

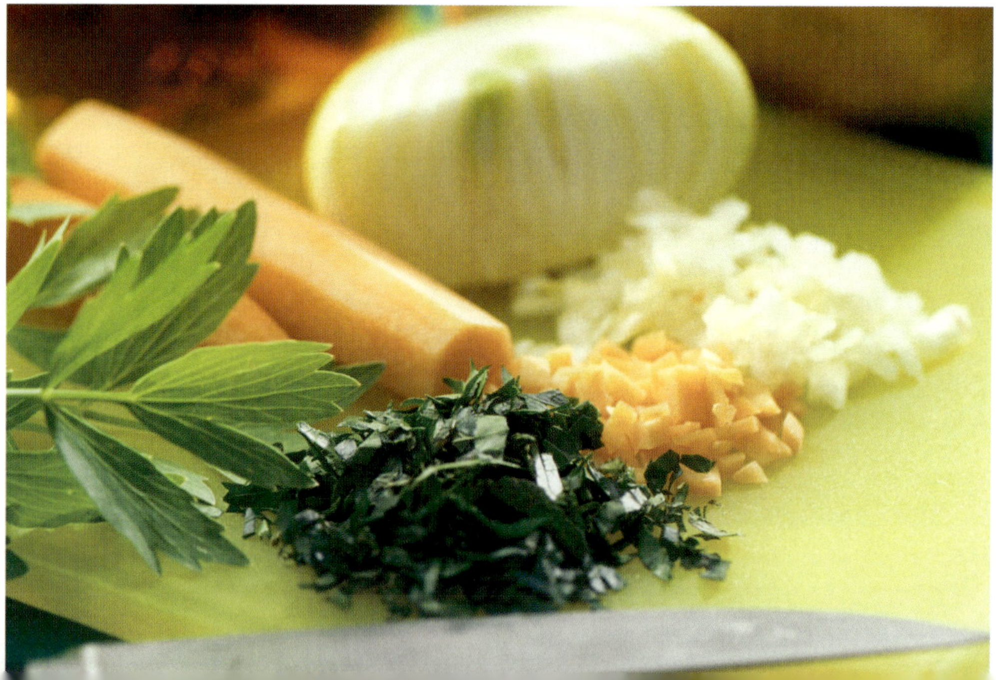

## Minestrone

- Karotte, Zwiebeln, Zucchino, Sellerie und Fenchel putzen und in feine Streifen schneiden.
- Tomaten halbieren, vom Stielansatz befreien, würfeln und im heißen Olivenöl andünsten.
- Die Gemüsestreifen dazugeben und etwa 10 Minuten garen.
- Gemüse mit der Basenbrühe aufgießen und einmal aufkochen. Mit den fein gehackten Kräutern, Kardamom und Pfeffer abschmecken.

**Pro Portion**

ca.: 220 kcal, 9 g EW, 6 g F, 35 g KH

**Für 2 Personen**

| | |
|---|---|
| 1 | Karotte |
| 1 | Bund Frühlingszwiebeln |
| 1/2 | Zucchino |
| 1 | kleine Selleriewurzel |
| 1 | Tomate |
| 1 | Zwiebel |
| 1 | Fenchel |
| 1 TL | Olivenöl |
| 400 ml | Basenbrühe (Rezept S. 109) |
| 1 TL | Basilikum |
| | etwas Kardamom |
| 1 TL | Liebstöckel |
| 1 EL | Petersilie |
| | Pfeffer |

## Zwiebelsuppe

- Zwiebel schälen, in kleine Würfel schneiden.
- Öl erhitzen und Zwiebel darin glasig anbraten, mit Salz und Pfeffer würzen.
- Mit der Basenbrühe aufgießen und 15 bis 20 Minuten köcheln lassen.
- Kräuter waschen, abtrocknen und fein hacken und etwa 5 Minuten vor Ende der Kochzeit zur Suppe geben.
- Zwiebelsuppe pürieren.

**Pro Portion**

ca.: 170 kcal, 4 g EW, 11 g F, 16 g KH

**Für 2 Personen**

| | |
|---|---|
| 400 g | Zwiebel |
| 2 EL | Distelöl |
| 400 ml | Basenbrühe (siehe Seite 109) |
| | Salz |
| | Pfeffer |
| | Koriander |
| 1 | Zweig Liebstöckel |
| 1 | Bund Petersilie |
| 1 | Zweig Thymian |

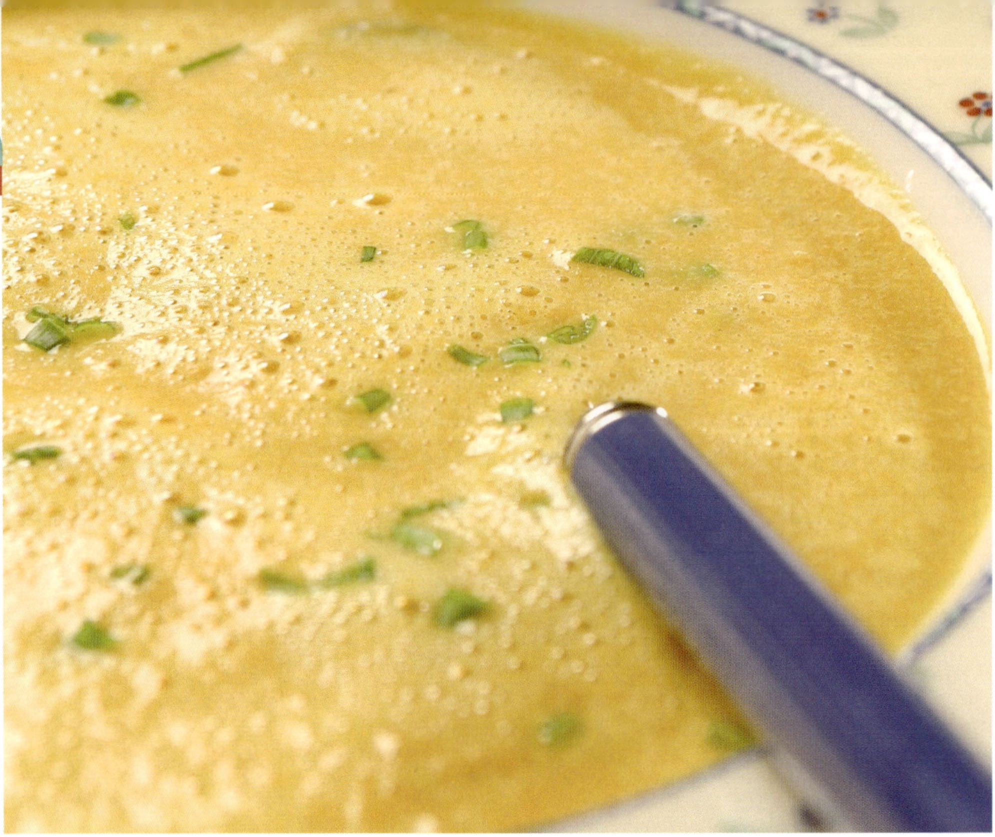

## Karotten-Rahmsuppe mit Petersilie

**Für 2 Personen**

200 g Karotten
200 ml Milch
2 EL Sahne
1 Bund Petersilie
Pfeffer
Kardamom
etwas Safranpulver

- Karotten schälen und in größere Stücke schneiden. In wenig Wasser weich dämpfen und dann im Mixer pürieren.
- Milch und Sahne ins Püree mixen, dann aufkochen lassen.
- Mit Pfeffer, Kardamom und Safran abschmecken.
- Vor dem Servieren Petersilie waschen, fein hacken und darunter mischen.

**Pro Portion**

ca.: 170 kcal, 5 g EW, 14 g F, 21 g KH

## Karottenmousse auf Rucola

- Karotten putzen, waschen, in Stücke schneiden und in wenig Wasser mit dem Kümmel rund 15 Minuten gar kochen. Abkühlen lassen und pürieren.
- Gelatine etwa 10 Minuten in Wasser einweichen.
- Eiklar und Jogurt verquirlen, Gelatine ausdrücken und in der Masse auflösen. Den Jogurt und das Karottenpüree unterheben, mit geriebenem Muskat abschmecken und kalt stellen.
- Rucola putzen, waschen und mit Balsamico und Olivenöl marinieren.
- Den Salat auf Teller geben. Vom Karottenmousse mit einem Suppenlöffel Nocken abstechen und auf den Salatblättern anrichten.

**Für 2 Personen**

| | |
|---|---|
| 400 g | Karotten |
| 50 ml | Jogurt |
| 50 g | Magerquark |
| 1 | Eiklar |
| 3 | Blatt Gelatine |
| | Muskat |
| | Kümmel |
| 100 g | Rucola |
| 2 EL | Balsamico |
| 1 EL | Olivenöl |

**Pro Portion**

ca.: 170 kcal, 6 g EW, 13 g F, 18 g KH

## Marinierter Schafskäse

- Schafskäse und Tomaten in Scheiben schneiden. Auf Tellern anrichten.
- Aus Öl, Essig, etwas Wasser und vielen fein gehackten Kräutern ein Dressing rühren. Schafskäse und Tomaten darin durchziehen lassen. Mit den Vollkornbrötchen servieren.

**Für 2 Personen**

| | |
|---|---|
| 125 g | Schafskäse |
| 2 | Tomaten |
| 1 EL | Olivenöl |
| 1 TL | Balsamico |
| | Oregano |
| | Basilikum |
| 2 | Vollkornbrötchen |

**Pro Portion**

ca.: 230 kcal, 15 g EW, 14 g F, 9 g KH

# Getoastetes Vollkornbrot mit Champignonaufstrich

**Für 2 Personen**

| | |
|---|---|
| 2 | Scheiben Vollkornbrot |
| 100 g | Magerquark |
| 2 EL | Sauerrahm |
| 100 g | Champignons |
| | Salz |
| | Pfeffer |
| 1 EL | Senf |
| 1 | Bund Schnittlauch |
| 1 | Zwiebel |
| 2 EL | Maiskeimöl |

- Zwiebeln schälen und klein würfeln.
- 1 EL Öl erhitzen und die Zwiebeln glasig anbraten.
- Die Champignons putzen, halbieren und dazugeben. Auf kleiner Flamme weich dünsten lassen.
- Die Zwiebel-Pilzmischung mit Quark, Salz, Pfeffer und 1 EL Öl pürieren.
- Die Masse abkühlen lassen, Schnittlauch waschen, in kleine Röllchen schneiden und darunter mischen.
- Das Vollkornbrot toasten und mit dem Aufstrich servieren.

**Pro Portion**

ca.: 180 kcal, 6 g EW, 4 g F, 35 g KH

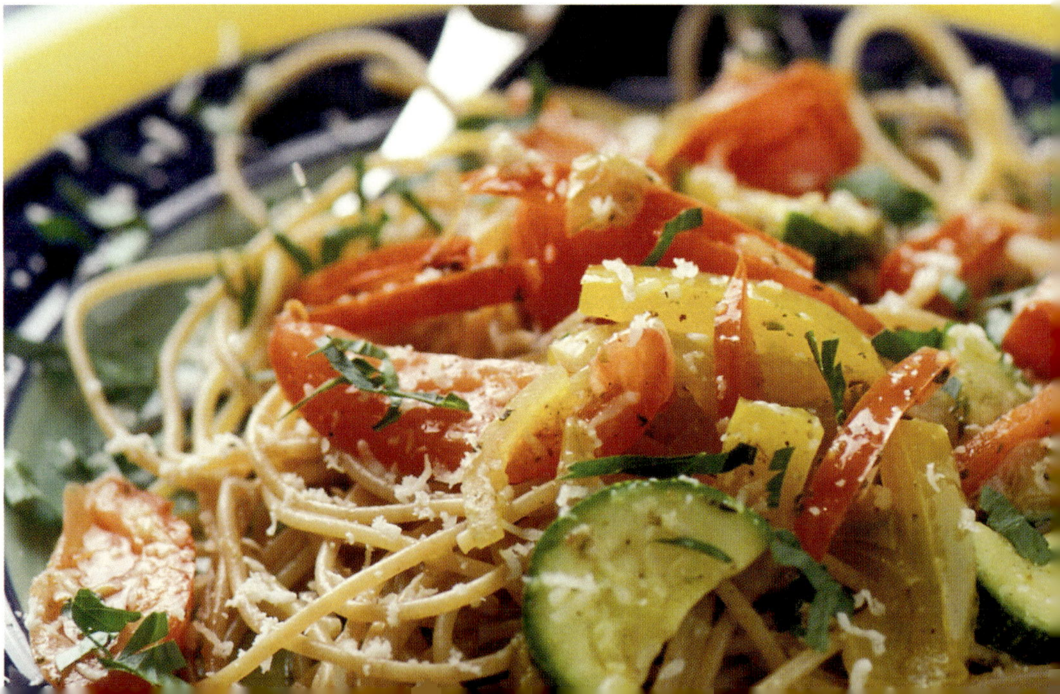

## Taboulé

- Basenbrühe zum Kochen bringen, Couscous einrühren und vom Herd nehmen. Ca. 5 Minuten ausquellen lassen.
- Tomate, Gurke und Paprika waschen, putzen, entkernen und in Würfel schneiden.
- Schalotte schälen und fein schneiden. Alles mit dem Couscous mischen. Olivenöl, Zitronensaft, Knoblauch, Minze und Petersilie dazugeben und verrühren. Mit Pfeffer und Salz abschmecken.
- 1 Stunde ziehen lassen, mit Jogurt servieren.

**Pro Portion**

ca.: 263 kcal, 13 g F, 9 g EW, 48 g KH

**Für 2 Personen**

| | |
|---|---|
| 100 g | Couscous |
| 200 ml | Basenbrühe (Seite 109) |
| 200 g | Tomaten |
| 200 g | Gurke |
| 2 | rote Paprikaschoten |
| 2 | Schalotten |
| 2 TL | Olivenöl |
| 2 EL | Zitronensaft |
| 2 | Knoblauchzehen |
| 1 TL | Minze |
| 2 EL | glatte Petersilie |
| | Pfeffer |
| | Meersalz |
| 150 g | Magerjogurt |

## Vollkorn-Spaghettini mit Gemüsesugo

- Die Spaghettini nach Packungsanleitung al dente kochen.
- Zucchini und Karotte waschen, grob raspeln und in wenig Wasser in der Pfanne andämpfen.
- Tomaten waschen, Stielansätze entfernen, vierteln und im Mixer pürieren. Tomatenpüree und Sahne zu Zucchini und Karotte geben, erhitzen.
- Vor dem Aufkochen die Maisstärke dazugeben, mit den Gewürzen abschmecken.
- Die Nudeln in eine Schüssel geben und mit der Soße übergießen, mit frischen Kräutern bestreuen.

**Pro Portion**

ca.: 260 kcal, 12 g F, 10 g EW, 33 g KH

**Für 2 Personen**

| | |
|---|---|
| 200 g | Vollkorn-Spaghettini |
| 1 | Zucchino |
| 2 | Karotten |
| 200 g | Tomaten |
| 2 EL | Sahne |
| 2 TL | Maisstärke |
| | Oregano |
| | Basilikum |
| | Thymian |
| | Kardamom |
| | Currypulver |
| | Cayenne-Pfeffer |
| | Salz |

# Quinoa mit Wokgemüse

**Für 2 Personen**

| | |
|---|---|
| 100 g | Quinoa |
| 200 ml | Basenbrühe (Seite 109) |
| 1 EL | Erdnussöl |
| 2 | kleine Schalotten |
| 1 TL | Chilipulver |
| 2 | Knoblauchzehen |
| 100 g | Topinambur |
| 1 | Stange Lauch |
| 100 g | Karotten |
| 1 TL | Currypulver |
| 1 EL | Sojasoße |

- Quinoa in einem Sieb heiß abspülen, dann in die kochende Basenbrühe geben und bei geschlossenem Deckel auf kleiner Stufe 15 Minuten garen. Herd ausschalten und weitere 10 Minuten ausquellen lassen.
- Schalotte schälen und in Ringe schneiden. Knoblauch schälen und fein hacken. Beides mit etwas Chilipulver im heißen Öl im Wok oder einer Pfanne anbraten.
- Topinambur waschen, schälen und in feine Streifen schneiden, Lauch und Karotten putzen und in feine Scheiben schneiden.
- In den Wok geben und 2-3 Minuten dünsten lassen, dabei mit Currypulver würzen. Mit Sojasoße und etwas Wasser ablöschen und nochmals 5 Minuten garen.
- Quinoa portionieren, Gemüse dazugeben und servieren.

**Pro Portion**

ca.: 245 kcal, 3 g F, 10 g EW, 45 g KH

**Tipp** Diese asiatisch angerichtete Gemüsemischung schmeckt auch gut mit Vollkornreis.

## Bunter Gemüsetopf

- Zwiebel und Knoblauch schälen, klein würfeln und im erhitzten Olivenöl anschwitzen
- Bohnen, Rüben und Karotten putzen, waschen und klein schneiden. Kartoffeln schälen und klein würfeln. Alles zu Zwiebeln und Knoblauch geben und einige Minuten mitdünsten.
- Tomatenmark zum Gemüse geben und mit der Basenbrühe aufgießen, alles bei kleiner Flamme etwa 15 Minuten gar werden lassen.
- Jogurt mit Salz, den klein gehackten Kräutern und Apfelessig gut vermischen und kurz vor dem Servieren unter den Gemüseeintopf heben.

### Pro Portion

ca.: 330 kcal, 12 g F, 9 g EW, 58 g KH

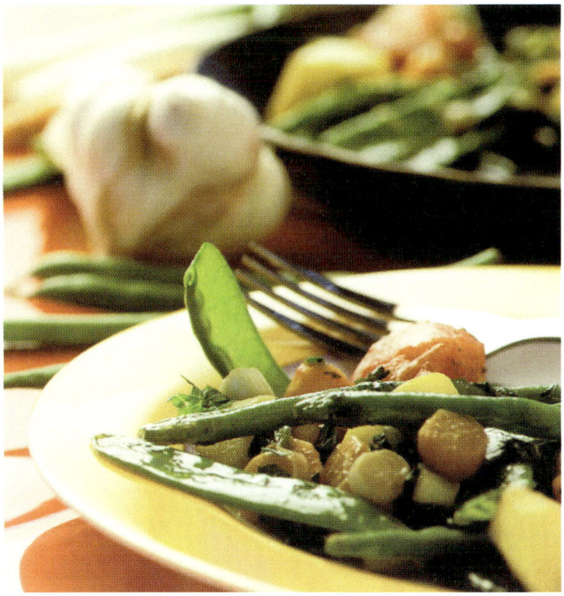

**Für 2 Personen**

| | |
|---|---|
| 100 g | Zwiebel |
| 2 | Knoblauchzehen |
| 200 g | grüne Bohnen |
| 200 g | Rote Rüben |
| 200 g | Karotten |
| 2 EL | Olivenöl |
| 200 g | Kartoffel |
| | Tomatenmark |
| | Salz |
| 400 ml | Basenbrühe |
| | Dill |
| | Majoran |
| | Petersilie |
| | Apfelessig |
| 150 g | Magerjogurt |

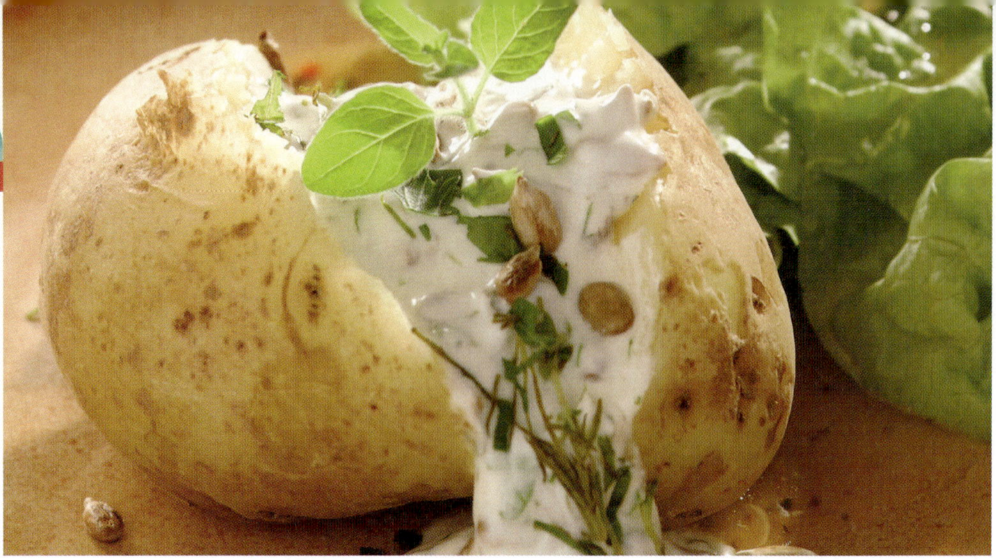

# Gefüllte Kartoffeln mit Kräuter-Jogurt

**Für 2 Personen**

| | |
|---|---|
| 500 g | Kartoffeln |
| 1 | Karotte |
| 1 | Zucchini |
| 1 | gelbe Paprikaschote |
| 2 EL | körniger Frischkäse |
| 2 TL | Senf |
| | Majoran |
| | Kresse |
| | Liebstöckel |
| 100 g | Mozarella |
| 150 g | Jogurt |
| 2 E | Sahne |
| 1 | Bund Schnittlauch |
| 1 | Zweig Petersilie |
| | Majoran |
| | Oregano |

- Die Kartoffeln schälen, oben und unten etwas abschneiden und von einer Seite aushöhlen. Ausgehöhlte Kartoffeln ca. 5 Minuten dämpfen, dann auf ein gefettetes Backblech stellen.
- Für die Füllung die Reste der rohen Kartoffeln, die Karotte und die Zucchini raspeln, Paprika klein würfeln und in die Kartoffeln geben.
- Frischkäse mit Senf verrühren, Gewürze unterheben. Käsemasse über die Füllung geben. Obenauf je eine dünne Scheibe Mozarella legen, bei ca. 200 Grad im Backrohr etwa 15 Minuten garen.
- Schnittlauch und Petersilie fein hacken und zusammen mit Majoran, Oregano, Sahne und dem Jogurt vermischen. Mit etwas gehacktem Liebstöckel abschmecken, dazu servieren.

**Pro Portion**

ca.: 305 kcal, 11 g EW, 24 g Fett, 37 g KH

## Asiatisches Gemüse mit Tofu

**Für 2 Personen**

| | |
|---|---|
| 250 g | Tofu |
| 400 g | Chinakohl |
| 200 g | Frühlingszwiebeln |
| 150 g | Staudensellerie |
| 150 g | Karotten |
| 1 | Knoblauchzehe |
| 150 g | Sojasprossen |
| 1 TL | Ingwerpulver |
| | Curry |
| | Salz |
| | Kurkuma |

- Tofu in Würfel schneiden, im Sesamöl kurz anbraten und beiseite stellen.
- Chinakohl waschen, putzen und in Streifen schneiden. Frühlingszwiebeln in Streifen schneiden. Staudensellerie putzen, waschen und in Ringe schneiden. Karotten schälen und in feine Stifte schneiden. Knoblauch schälen und fein würfeln.
- Sesamöl erhitzen, Knoblauch anrösten, Gemüse dazugeben und kurz anrösten. Mit Curry, Salz, Ingwerpulver und Kurkuma würzen. Etwas Sojasoße und Wasser dazugeben und 5 Minuten dünsten.
- Vor dem Servieren die Tofuwürfel dazugeben.

**Pro Portion**
ca.: 215 kcal, 16 g EW, 6 g F, 35 g KH

## Spargel mit Vinaigrette

**Für 2 Personen**

| | |
|---|---|
| 500 g | Kartoffeln |
| 1 kg | weißer Spargel |
| | Muskatnuss |
| 2 | Eier |
| 4 | Schalotten |
| 4 EL | Olivenöl |
| 2 EL | Balsamico |
| 2 TL | Liebstöckel |
| 2 EL | Petersilie |

- Kartoffeln waschen, 20 Minuten weich kochen.
- Den Spargel dünn schälen und in leicht gesalzenem Wasser ca. 15 Minuten gar kochen.
- Für die Vinaigrette die Eier hart kochen, kalt abschrecken, schälen und klein hacken. Die Schalotten schälen und klein würfeln. Die Eier und Schalottenwürfel gut mit Öl und Essig mischen und mit den Kräutern würzen.
- Den Spargel und die Kartoffeln anrichten und mit der Vinaigrette übergießen.

**Pro Portion**
ca.: 380 kcal, 19 g EW, 10 g F, 59 g KH

## Hähnchenbrust mit Pilzsoße und Kartoffelpüree

**Für 2 Personen**

| | |
|---|---|
| 2 | Kartoffeln |
| 150 g | Hähnchenbrustfilet |
| | Curry |
| | Paprikapulver |
| 50 g | Champignons |
| 1/2 l | Milch |
| 1 TL | Speisestärke |
| | Schnittlauchröllchen |
| | Worcestersoße |
| | etwas Gemüsebrühe |

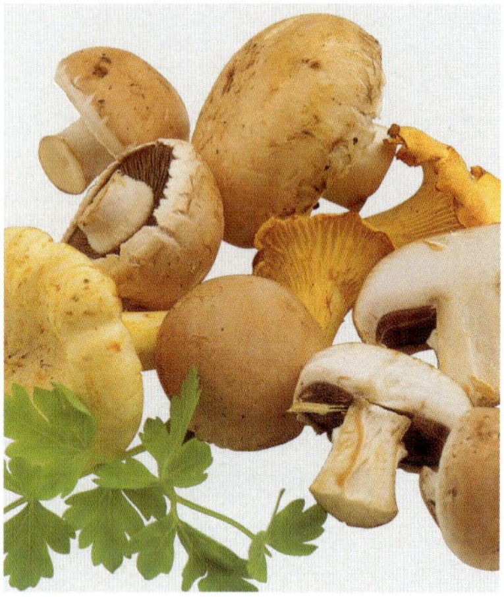

- Kartoffeln in der Schale 20–25 Minuten garen.
- Hähnchenbrust mit Curry und Paprikapulver rundum würzen. Im vorgeheizten Ofen bei 180 °C 15–20 Minuten garen.
- Champignons putzen und in Scheiben schneiden. Von der Milch 2 EL nehmen und mit der Speisestärke verrühren. Restliche Milch zum Kochen bringen, Speisestärke unterrühren. Champignons dazugeben und 5 Minuten bei geringer Hitze köcheln lassen. Mit Schnittlauchröllchen und Worcestersoße abschmecken.
- Kartoffeln schälen und noch heiß pürieren oder durch die Kartoffelpresse drücken. Mit heißer Gemüsebrühe und der restlichen Milch glatt rühren.
- Püree zur Hähnchenbrust mit Pilzsoße servieren.

**Pro Portion**

ca.: 170 kcal, 18 g EW, 2 g F, 19 g KH

## Gekochtes Rindfleisch mit Spinat

**Für 2 Personen**

| | |
|---|---|
| 200 g | mageres Rindfleisch |
| 500 g | Blattspinat |
| 1 | Bund Suppengemüse |
| 100 g | Zwiebel |
| 2 El | Sonnenblumenöl |
| | Salz, Muskat, Pfeffer |
| 2 | Knoblauchzehen |

- Suppengemüse putzen, klein schneiden.
- Das Rindfleisch mit dem Gemüse in einen Topf geben, mit Wasser bedecken und ca. 40 Minuten weich kochen.
- Spinat putzen, waschen und in Salzwasser 5 Minuten blanchieren.

- Zwiebel und Knoblauch schälen und klein schneiden. Beides im erhitzten Öl andünsten, salzen, pfeffern und den Spinat dazugeben. Weitere 5 Minuten dünsten, mit geriebenem Muskat abschmecken.
- Das Fleisch in dünne Scheiben schneiden und mit dem Spinat anrichten.

**Pro Portion**

ca.: 250 kcal, 29 g EW, 12 g F, 13 g KH

## Sommergemüse mit Putenfilet

**Für 2 Personen**

| | |
|---|---|
| 2 | gelbe Paprikaschoten |
| 1 | Zucchini |
| 2 | Zwiebel |
| 2 EL | Olivenöl |
| 200 g | Tomaten |
| | Pfeffer |
| | Kardamom |
| | Oregano |
| 200 g | Putenbrustfilet |
| 1 | Zweig Thymian |

- Paprika waschen, entkernen und in Streifen schneiden. Zucchini gut waschen und in Scheiben schneiden. Tomaten waschen, Stielansatz entfernen und vierteln. Zwiebel schälen und in Ringe schneiden.
- 1 EL Olivenöl erhitzen, Paprika darin 5 Minuten braten. Zucchinischeiben und Zwiebelringe sowie die Tomaten dazugeben und weitere 5 Minuten braten. Mit Pfeffer, Kardamom und Oregano würzen und noch drei Minuten köcheln lassen, dann warm stellen.
- Das Fleisch waschen und abtrocknen, in 1 EL Öl rundum gut anbraten, pfeffern und fertig garen.
- Das Putenfleisch auf dem Gemüse anrichten und mit gehacktem Thymian bestreuen.

**Pro Portion**

ca.: 350 kcal, 20 g F, 30 g EW, 6 g KH

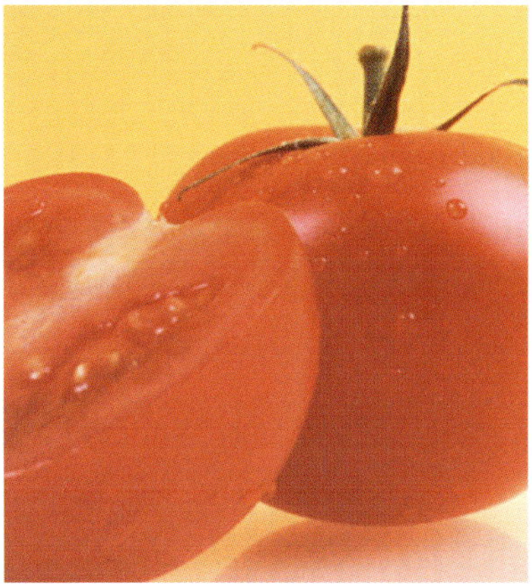

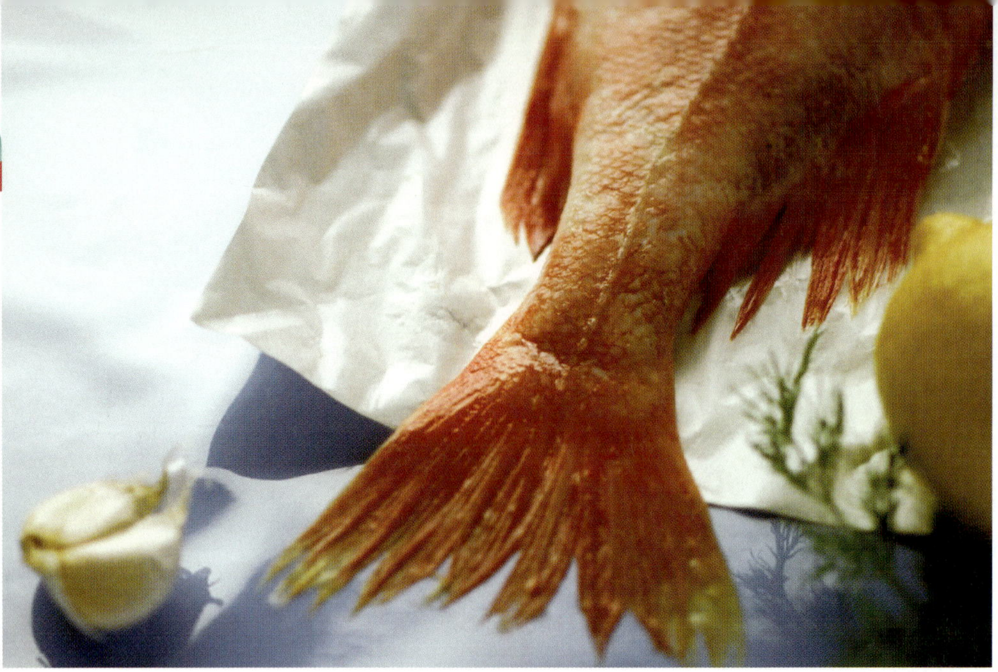

# Gemüsegratin mit Rotbarschfilet

**Für 2 Personen**

| | |
|---|---|
| 100 g | Kartoffeln |
| 1 | Fenchelknolle |
| 200 ml | Basenbrühe (Rezept S. 109) |
| 2 | Bund Frühlingszwiebeln |
| 100 g | saure Sahne |
| 1 | Ei |
| | Salz |
| | Pfeffer |
| 200 g | Rotbarschfilet |
| | Saft von 1 Zitrone |

- Kartoffeln schälen und würfeln. Fenchel in Streifen schneiden. Beides in 100 ml Basenbrühe 15 Minuten köcheln lassen.
- Frühlingszwiebel putzen, klein schneiden und dazugeben. Das gemischte Gemüse in eine feuerfeste Form füllen. Saure Sahne mit dem Ei verrühren, mit Salz und Pfeffer würzen. Über das Gemüse gießen und im Ofen bei 200 °C ca. 15 Minuten überbacken.
- Fisch mit Zitronensaft beträufeln. Zugedeckt in der restlichen Basenbrühe bei milder Hitze in ca. 10 Minuten garen. Zum Gratin servieren.

**Pro Portion**

ca.: 520 kcal, 21 g F, 55 g EW, 31 g KH

# Mittelmeer-Gemüse mit Seezunge

**Für 2 Personen**

| | |
|---|---|
| 200 g | Seezungen-Filets |
| 1 | Dose Artischockenböden (200 g) |
| 2 | Tomaten |
| 1 | Zucchini |
| 2 | Zwiebel |
| 4 EL | Olivenöl |
| 1 | Bund Dill |
| | Saft einer halben Zitrone |
| 2 | Knoblauchzehen |
| 500 g | Kartoffeln |
| | Salz |

- Kartoffeln in reichlich Wasser ca. 20 bis 25 Minuten garen, Wasser abgießen und warm stellen.
- Zwiebel und Knoblauch schälen, fein hacken und in 2 EL erhitztem Olivenöl andünsten.
- Tomaten waschen, halbieren und von den Stielansätzen befreien, dann würfeln. Paprika waschen, halbieren, entkernen und ebenfalls würfelig schneiden. Zucchini putzen, waschen und in feine Scheiben schneiden.
- Gemüse zu Zwiebeln und Knoblauch geben und auf kleiner Flamme etwa 10 Minuten dünsten lassen.
- Artischocken abgießen, gut abspülen und vorsichtig abtrocknen. Kurz vor Ende der Garzeit vorsichtig unter die Gemüsemischung heben und das ganze warm stellen.
- Fischfilets salzen, mit Zitronensaft beträufeln und restlichen erhitzten Olivenöl kurz auf beiden Seiten braten.
- Kartoffeln schälen, mit dem Gemüse auf 2 Teller geben, fein gehackte Dille darüber streuen und die Seezungen-Filets auf dem Gemüse anrichten.

**Pro Portion**
ca.: 340 kcal, 11 g F, 26 g EW, 62 g KH

**Tipp** Diese Gemüse-Fischvariation schmeckt auch köstlich mit Schleien-, Rotbarsch- oder Forellenfilets.

## Aprikosenquark

**Für 2 Personen**

| | |
|---|---|
| 4 | Aprikosen |
| 250 g | Magerquark |
| | Ahornsirup |

- Die Aprikosen waschen, entkernen und in Scheiben schneiden.
- Den Quark mit Ahornsirup süßen und gut mit den geschnittenen Aprikosen vermischen.

**Pro Portion**

ca.: 140 kcal, 17 g EW, 15 g KH

## Erdbeerbecher

**Für 2 Personen**

| | |
|---|---|
| 300 g | Erdbeeren |
| 100 g | Magerquark |
| 100 g | Jogurt |
| 2 TL | Honig |
| | Minzblätter |

- Die Erdbeeren gut waschen, trocknen und mit einem kleinen Messer die Stielanstätze entfernen. Mit dem Magerquark, Jogurt, Honig pürieren.
- Einige Erdbeeren aufheben, halbieren und zur Dekoration auf den Erdbeerbecher legen. Mit Minzblättern garnieren.

**Pro Portion**

ca.: 119 kcal, 1 g F, 10 g EW, 16 g KH

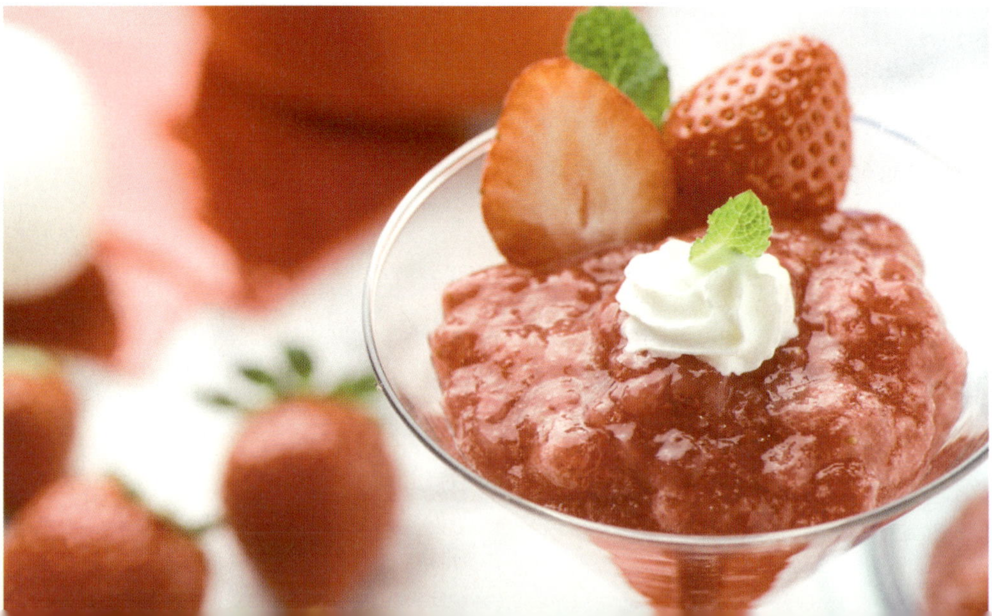

# Sachverzeichnis